骨科临床诊断与治疗实践

李亚鹏　著

汕頭大學出版社

图书在版编目（CIP）数据

骨科临床诊断与治疗实践 / 李亚鹏著. -- 汕头 : 汕头大学出版社, 2021.12

ISBN 978-7-5658-4566-6

Ⅰ. ①骨… Ⅱ. ①李… Ⅲ. ①骨疾病—诊疗 Ⅳ. ① R68

中国版本图书馆 CIP 数据核字（2021）第 274135 号

骨科临床诊断与治疗实践

GUKE LINCHUANG ZHENDUAN YU ZHILIAO SHIJIAN

作　　者：李亚鹏
责任编辑：邹　峰
责任技编：黄东生
封面设计：中图时代
出版发行：汕头大学出版社
　　　　　广东省汕头市大学路 243 号汕头大学校园内　邮政编码：515063
电　　话：0754-82904613
印　　刷：廊坊市海涛印刷有限公司
开　　本：710mm × 1000mm　1/16
印　　张：17
字　　数：300 千字
版　　次：2021 年 12 月第 1 版
印　　次：2023 年 1 月第 1 次印刷
定　　价：158.00 元
ISBN 978-7-5658-4566-6

目　录

第一章　骨的正常结构

第一节　骨的基本结构

骨是一种特殊的结缔组织，由多种细胞和基质组成，前者有骨细胞、成骨细胞和破骨细胞，后者包括胶原纤维、蛋白多糖和羟磷灰石结晶。

骨细胞

根据形态和功能，骨组织内的细胞可分为三种类型：成骨细胞、骨细胞和破骨细胞。

1. 成骨细胞：是骨基质的原始生产者，是由骨内膜和骨外膜深层的骨原细胞分化而成，常位于新生骨的表面，具有制造基质中的胶原和糖蛋白成分的功能，还能引起骨质矿化、调节细胞外液和骨间电解质的流动，常在新骨表面形成一层单层细胞。活跃的骨原细胞呈立方形或柱状，当骨形成缓慢时则变为扁平状或梭形。其胞质丰富，呈嗜碱性；核较大，圆形或卵圆形，有1~3个核仪；染色质少，较透明。成骨细胞膜表面可见多数短的微绒毛突起与邻近的细胞连接。电镜下，胞质基本上由发育良好的粗面内质网占据；核糖体游离或附着于内质网膜上，形成膜状管结构；线粒体较多，小而呈圆形。此外，还可以见到溶酶体、空泡与糖原等。

2. 骨细胞：它是骨组织中的主要细胞．位于骨陷窝内。成熟的骨细胞体积较小，呈枣核状或为卵圆形；其胞质少，嗜碱性；核呈梭形，染色质多而深染。新生成的骨细胞则具有与成骨细胞相似的特征，即丰富的粗面内质网、大的高尔基体和数量众多的线粒体。骨细胞表面具有多数纤细而长的突起，与相邻细胞相互连接，以利于组织液的交换。突起一般位于穿破骨基质后所形成的隧道（称为骨小管）中，突起周围也有一条约1μm宽的狭窄的间隙，不含胶原纤维。此间隙内可能有间质液与代谢物的循环。骨细胞在基质内均匀分布，排列规则，其纵轴与所在板状系统的纵轴一致。

骨细胞除参与骨的生成外，也参与骨的吸收（骨细胞吸收）。当骨细胞处于溶骨期时，其细胞器与破骨细胞的细胞器极为相似。当处于生骨期时，则具有成骨细胞的特征。

3. 破骨细胞：来自造血组织中的单核/巨噬细胞，是一种多核巨细胞，含有丰富的酸性磷酸酶和胶原酶，具有吸收骨和钙化软骨的功能。其体积大小相差悬殊。核数亦不相同，有2~20个不等，但在切片标本上仅见其中数个。破骨细胞呈圆形或卵圆形，胞质丰富，呈嗜碱性，有时嗜酸性，与其功能状态有关。胞质内含颗粒与空泡。核圆形，透明。电镜下，功能活跃的破骨细胞胞质内含有相当多的粗面内质网和核糖体，线粒体量多，内含电子致密性颗粒。此外，尚可见到溶酶体及大小不等的空泡，其特征性结构为细胞膜在贴近被吸收骨一侧形成许多密集的皱褶，称为皱褶缘，以增加破骨细胞的面积，有利于骨质吸收。

破骨细胞贴附在骨的表面，在吸收陷窝（豪希普陷窝）内进行破骨性吸收。其机制可能是通过使局部pH降低，溶解矿物质成分，并通过分泌溶酶体酶消化其有机物成分，两者是同时进行的。此外，还可通过吞噬作用将骨矿物摄入至细胞内，并溶解之。

多种因素可加强破骨细胞的作用。全身因素（如甲状旁腺激素）可促使破骨细胞形成且使其功能增强，同时还可改变细胞膜对钙磷离子的渗透性作用。局部因素包括外伤、机械性压力，在骨折的塑形阶段都可见到破骨细胞。

骨基质

骨基质由无机物和有机物组成。有机物包括胶原、蛋白多糖、脂质，特别是磷脂类。无机物通常称为骨盐，主要为羟磷灰石结晶和无定形磷酸钙。

1. 胶原：约占有机成分的 90%，是一种结晶纤维蛋白原，包埋在基质中，具有典型的 X 线衍射像和电镜图像，并有 64 nm 轴性周期，其主要成分为氨基己酸、脯氨酸、羟脯氨酸和羟赖氨酸，后两者为胶原所特有。

胶原具有很强的弹性和韧性，有良好的抗机械应力功能，其主要作用就是使各种组织和器官具有强度结构稳定性。

2. 蛋白多糖：占有机物的 4%~5%，是糖类与蛋白质的络合物，由成纤维细胞、成软骨细胞和成骨细胞产生，由透明质酸、蛋白核心与蛋白链以及多糖侧链构成。骨最主要的多糖是硫酸软骨素 A。

3. 脂质：在骨有机物中少于 0. 1%，具有重要功能的是磷脂类，它能间接地增加某些组织的矿化，并在骨的生长代谢过程中起一定作用。

4. 涎蛋白：涎蛋白对钙离子有很强的亲和力，也能结合磷酸钙结晶，其作用与钙化有关。

5. 骨盐：占骨重量的 65%~75% ，大多沉积在胶原纤维中。在全部矿物质中，约 45%是无定形磷酸钙，其余的大部分是羟磷灰石结晶。

骨质中次要的矿物质是镁、钠、钾和一些微量元素（如锌、锰、钼等）。

骨组织结构

胚胎时期首先出现的原始骨系非板状骨（或称编织骨），此后非板状骨被破坏，被基质呈分层状的骨所代替，称为继发性骨或板状骨。骨的基本组织结构包括骨膜、骨质和骨髓。

骨　膜

被覆于骨表面的、由致密结缔组织所组成的纤维膜称骨外膜，附着于髓腔内面的则称骨内膜。

1. 骨外膜

(1) 纤维层：是最外层的一层薄的、致密的、排列不规则的结缔组织，内含较粗大的胶原纤维束，有血管和神经束在其中穿行。有些粗大的胶原纤维束向内穿进外环层骨板，称为贯穿纤维，亦称沙比纤维。

2. 新生层（成骨层）：是骨外膜，其内层与骨质紧密相连，粗大的胶原纤维很少，代之以较多的弹性纤维，形成薄的弹性纤维网。在骨的生长期，骨外膜很容易剥离，但成年人的骨膜与骨附着牢固，不易剥离。内层细胞在胚胎或幼年期直接参与骨的形成，至成年后则保持潜在的成骨功能。

3. 骨内膜：除附着于骨髓腔内面外，也附着在中央管（哈弗斯管）内以及包在骨松质的骨小梁表面。骨内膜的细胞也具有成骨和造血功能，成年后呈不活跃状态，一旦骨有损伤，则恢复成骨功能。

骨　质

骨质分为骨密质和骨松质，长骨的骨密质由外到内依次为外环骨板层、骨单位（哈弗斯系统）和内环骨板层。

1. 外环骨板层：外环骨板由表面数层骨板环绕骨干排列而成，与骨外膜紧密相连，其中有与骨干垂直的孔道横行穿过骨板层，称为穿通管，营养血管由此进入骨内。

2. 内环骨板层：由近髓腔面的数层骨板环绕骨干排列而成，最内层为骨内膜附着面，亦可见垂直穿行的穿通管。

3. 骨单位：又称哈弗斯系统，是骨密质的基本结构单位，为内、外环骨板层之间及骨干骨密质的主体。在由继发性板状骨代替原始编织骨的同时发育形成。骨单位为厚壁圆筒状结构，与骨干的长轴平行排列，中央有一条细管，称为中央管。骨细胞位于骨陷窝内，骨小管系统把中央管和骨陷窝连接起来，供骨细胞摄取营养物质，排出代谢废物。中央管内有小血管和细的神经纤维，仅有单条的小血管，大多为毛细血管。如同时有两条血管，其一为厚壁，另一条为薄壁，为小动脉或小静脉。中央管与穿通管互相呈垂直走向，并彼此相通，血管亦相交通。

骨松质的骨小梁也由骨板构成，但结构简单，层次较薄，一般不见骨单位。有时仅可见到小而不完整的骨单位，血管较细或缺如，骨板层间也无血管。骨细胞的营养由骨小梁表面的骨髓腔血管提供。

第二节　骨的血液供应

长骨的血供来自三个方面：①干骺端、骨端和骨骺动脉。②滋养动脉。③骨膜的血管。

髓内营养系统

滋养动脉是长骨的主要动脉，供应长骨全部血量的50%~70%。滋养动脉一般有1~2支，经滋养孔进入骨内，入髓腔后即分为升、降两支到达骨端，沿途发出许多细小的分支，大部分直接进入骨皮质，并与骨外膜动脉、干骺端动脉的分支共同组成髓内营养系统，另有一些分支进入髓内血管窦。髓内营养系统是髓内的重要血供来源，还能供给骨皮质的内2/3或更远的一些部位，并且穿过内环骨板与中央管中的血管形成吻合支。

进入骨髓血管窦的一些小动脉则供给骨皮质的骨内膜，髓内营养血管以放射状分布，形成髓内和皮质内毛细血管，大约30%的血液流至骨髓的毛细血管床，70%的血液流至皮质内毛细血管床。骨髓和骨皮质的毛细血管床互不联系，血液回流也是分开的。

骨膜的血管

骨外膜动脉的分支穿过外环骨板与中央管内的血管吻合，供应骨干骨密质的外1/3。

骨膜外层表面有一血管丛，它既与骨骼肌的血管吻合，又与骨膜的内层血管网相连。这样，骨骼肌血管体系与骨膜血管体系的吻合使骨干具有双重血供。

骺动脉和干骺端动脉

骺动脉和干骺端动脉发自骨附近的动脉，它们分别从骺板的近侧和远侧进入骨内，幼年时期两者是相互独立的，成年后相互吻合，并有分支到达关节软骨深面的钙化层或形成袢状动脉网。骺板骨化后也和滋养动脉的升、降支形成吻合支。

不规则骨、短骨和扁骨的动脉多来自骨膜动脉或滋养动脉，它在骨膜下呈网状分层排列。

静脉回流

上述营养动脉都有静脉伴行，长骨具有一个较大的中央静脉窦，来自骨髓毛细血管床（即血管窦）的血液通过横向分布的静脉管道直接流入中央静脉窦或先引流至大的静脉分支，然后再汇入中央静脉，将静脉血引流出骨，仅有5%~10%的静脉血经营养静脉回流。

第三节　骨的代谢

人体内钙、磷代谢是既具有相互作用，又能保持相互平衡的两个系统：一为离子化与活性代谢池，含钙数量虽少，但功能却极为重要；另一为非活性离子钙的储存器，即骨、磷完全以离子状态无机磷酸盐的方式存在于血液中，在骨内和钙结合成羟磷灰石。

（一）钙在骨代谢中的作用

钙是人体内必不可少的元素，体内的钙含量随年龄增长而逐渐增加。成人体内钙含量约为1 kg，其中细胞外液与肌肉中的钙量不超过10 g，其余均以磷酸盐、碳酸盐和氢氧化物的形式

存在于骨组织中。

1. 钙的吸收：钙吸收部位在小肠上段。奶和奶制品中含有丰富的钙，每天成人食入0.6~1.0 g，但仅200~500 mg被吸收，其余经粪便排出。钙在肠道内经特殊机制摄取，其吸收依赖于维生素D、甲状旁腺激素和降钙素。由内源性分泌的钙大部分被重吸收，因而吸收机制就更为复杂。由肠分泌作用从粪便中排出的为内源性钙丢失。净吸收与实际吸收的区别在于净吸收是指摄入量和粪便中排出量之间的差值。实际吸收是将内源性分泌的钙吸收也包括在内，所以净吸收低于实际吸收。

2. 钙的排泄：钙的排泄主要通过肾，小部分通过肠道。排泄量个体差异很大，受每个人的饮食和其他多种因素影响。成人24小时经肾排泄量为50~250 mg，儿童一般情况下为4~6 mg/kg，高于或低于这个范围均属异常。测定正常值时，应事先细致地控制数日食入钙。离子由肾小球滤过，约99%在肾小管被重吸收，重吸收率取决于维生素D和甲状旁腺激素的水平。

3. 钙的功能

（1）钙是血液凝固的必要物质。

（2）对保持神经肌肉的应激性和肌肉的收缩作用起重要作用。

（3）参与黏蛋白和糖胺聚糖的构成以及许多酶的形成。

（4）维持细胞渗透压。

（5）调节酸碱平衡和加强骨的机械力量。

（二）磷在骨代谢中的作用

骨内磷酸盐和血中离子状磷酸盐保持着动态平衡。正常成人每天磷最低需要量是0.88 g，生长期儿童和孕妇稍多。奶、蛋、肉类和谷类食物是磷的主要来源，磷全部在小肠吸收。食物中的磷大部分是有机结合磷，在胃中pH呈酸性时并不释放出来；而在适当的肠磷酸酶活性和pH为9.0～10.0时，结合磷于回肠发生分解，小肠即可吸收大部分磷，吸收过程受维生素D控制。

血清磷以无机磷酸盐离子形式存在，约60%的摄入量经尿排出。正常情况下，每天磷排泄量为350～1000 mg，平均800 mg。

血清钙磷比值保持一种动态平衡，摄入钙过多，会使磷酸盐在小肠内变为不可溶性，使磷的摄入减少，导致低磷性佝偻病或骨软化。摄入韩量少，血清碟水平增加，会引起代偿性甲状旁腺激素增多，出现骨吸收、尿磷酸盐排泄增加。在甲状腺激素作用下，肾小管磷的重吸收减少，钙的重吸收增加，使血钙水平趋于正常。

（三）维生素与骨

维生素是一种低分子有机化合物，在物质代谢方面具有极为重要的作用，是机体内不可缺少的物质。维生素的种类很多，其理化性质各不相同，下面介绍几种与骨的代谢有关的维生素。

1. 维生素A：有促进成骨细胞成骨的作用，缺乏维生素A时引起佝偻病。若维生素 A 过量可引起中毒现象，慢性中毒时出现食欲不振、烦躁、四肢肿痛及运动障碍等。

2. 维生素 C：可增加小肠对钙的吸收，并能促进骨骼钙化。维生素 C 缺乏时可见到特殊的骨变化，如骨骺和骨干分离、肋骨呈念珠状、骨皮质变薄等。长期缺乏维生素 C，开始出现关节强直，其后在长骨骨干处出现相当数量的骨膜下海绵状骨，并有典型的骨质疏松。

3. 维生素 D：是与骨代谢关系密切的维生素。维生素 D_2（钙化醇）和维生素 D_3（胆钙化醇）是体内两种主要的维生素 D，都具有较强的抗佝偻病的能力。维生素 D 存在于牛奶、谷物、人造黄油中。

维生素 D 以其生物学活性形式协助小肠吸收钙，缺乏时会使软骨钙化过程和骨样组织矿质化过程受阻，导致佝偻病和骨软化症。此外，维生素 D 对破骨细胞的吸收和钙质在骨内的代谢也很重要。

第四节　骨的钙化

骨的钙化是极为复杂而微妙的过程，主要是指在有机质内有秩序地沉积无机盐的过程，它涉及细胞内、外生物化学和生物物理学的过程，即产生凝结现象，使钙磷结合形成羟磷灰石［$Ca_{10}(PO_4)_6(OH)_2$］，最初构成非晶体状磷酸钙盐，然后逐渐形成晶体形式。羟磷灰石结晶呈针状或板状。钙和磷酸盐离子在非晶体和晶体的磷酸钙盐中是平衡的，这种平衡要受局部 pH、降钙素、成骨细胞等因素的调节与控制。

骨的钙化，主要围绕着骨基质内发生钙化，而与骨基质极为相似的结缔组织中却不发生钙化。影响骨钙化的因素有：

1. 胶原：骨胶原含有丝氨酸和甘氨酸，大量的丝氨酸以磷酸丝氨酸盐的形式存在，在胶原基质的纤维上、纤维内与钙离子结合或与磷离子结合，形成羟磷灰石结晶。

2. 糖胺聚糖类：糖胺聚糖是大分子的蛋白多糖类物质，这种蛋白多糖复合物和钙化作用有关。软骨开始钙化时，蛋白多糖的浓度有所增加，当钙化进行时，则浓度明显下降。酸性蛋白多糖的游离阴离子可选择性结合钙离子，减少羟磷灰石结晶的形成，从而抑制钙化作用。当蛋白多糖被酶分解后，就解除了这种抑制作用。

3. 基质小泡：基质小泡内有高脂质并含有一些酶，如碱性磷酸酶、焦磷酸酶等。参与钙化作用的主要脂质成分是磷脂、丝氨酸和肌苷磷酸，基质小泡出现时，可增加磷酸钙的沉淀。磷酸丝氨酸在有磷存在时对钙具有强大的亲和力，使钙在小泡或膜上蓄积。基质小泡中所含的各种酶可通过下列途径促进软骨钙化：

（1）水解焦磷酸盐，减低其浓度：焦磷酸盐有抑制钙化的作用，被水解后就为钙盐结晶沉积创造了有利条件。

（2）增加局部正磷酸盐的浓度，从而促进钙化。

（3）参与输送钙与磷酸盐。

（4）水解腺苷三磷酸，为钙及磷酸盐的摄入提供能量。

第二章　骨和骨组织的生物力学

第一节　骨骼力学的几个基本概念

生物力学是研究人体活动的力和运动的一门科学，涉及工程学、医学、仿生学、体育等多种学科。在骨科领域中，应用生物力学的概念和原理解释人体正常和异常的解剖与生理现象，有助于骨科医生更好地理解和治疗肌肉骨骼系统的疾病。因此，骨骼力学已成为现代骨科医生必须具备的科学基础。

（一）基本概念

人体运动器官的功能包括支撑与运动两个方面。人体骨骼是身体的坚强支柱，分为躯干骨、四肢骨和颅骨三大部分。成人的骨共有206块，就像一台机器共有206个构件，每个构件在人的日常生活、劳动和运动中都承受着足够的承载能力，它由三方面来衡量。

1. 要求骨骼有足够的强度——抵抗破坏骨折的能力，如四肢骨在剧烈运动和强劳动时不应该发生骨折。

2. 要求骨骼有刚度——抵抗变形的能力，如脊柱在弯曲时不应该发生损伤或是侧凸。

3. 要求骨骼有足够的稳定性——保持平衡的能力，如长骨在压力作用下有被压弯的可能性，但在日常生活中始终保持原有直线平衡形状不变。

（二）外力与内力

所谓力就是一个物体对另一个物体的作用，它可分为外力和内力。人体在日常生活与运动中都会对机体的每块骨产生复杂的力，如人体在长跑时受到的外力为体重、迎面风力及地面反作用力等。当外力使物体发生变形时，物体内部分子之间伴随着一种抵抗力即为内力，例如，我们用手拉弹簧，就一定感到弹簧也在拉我们的手，拉力越大，抵抗拉力也越大。因此，外力越大，内力也越大。

（三）应力与应变

任何物体只要在外力作用下，就一定要发生变形，同时又在物体内部引起内力，内力是随着外力的加大而增大，它总是与外力维持平衡，从而才能使物体不发生破坏。

任何物体在受力时都会引起物体的变形，变形点称为应变，内力强度点称为应力。应力即为单位面积上的内力，是结构对外力的反应。写成公式为：应力=内力/截面面积或应力=外力/截面面积

即 $\sigma = F/S$ [单位常用 mPa（ mN/m^2 ）]

应力是指局部力的强度，是单位面积上的力。应变是局部的变形，是形变量与原尺度之比。应力包括两种类型，其一为线性形变，即长度变化；其二为剪切应变，即在物体内引起成角关系的变化。如果某骨承受了很重的力，超出了其耐受应力与应变的极限，即可造成骨骼损伤甚至发生骨折。

（四）五种基本变形

骨骼在受到外力作用时都有不同程度的变形，一般骨骼受力时的变形形式分为拉伸、压缩、剪切、弯曲和扭转等五种基本变形（图 2-1）。例如，运动员在进行吊环运动时上肢骨就受到拉伸作用；举重运动员挺举时四肢均受

到压缩作用；弯腰时脊柱受到弯曲作用；体操运动员做转身动作时下肢骨受到扭转作用；车床剪切断肢体即为剪切作用等。但人体在受伤骨折时，往往是几种作用力的复合。例如，跌倒后桡骨远端骨折，既有剪切力又有压缩力等。

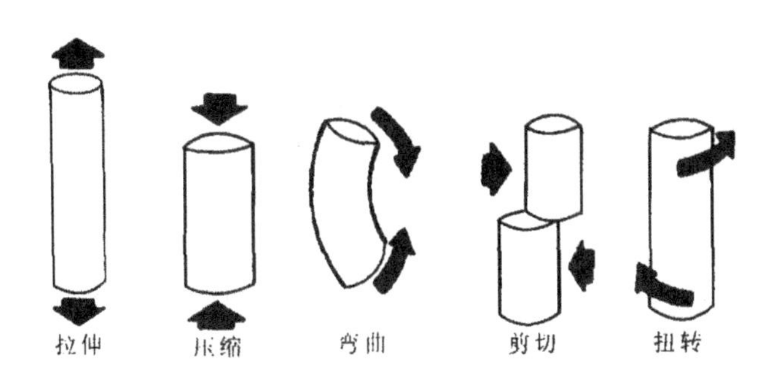

图 2-1　骨的五种基本变形

（五）骨组织的力学特性

1. 各向异性：由于骨的结构为中间多孔介质的夹层结构材料，因而这种材料是各向异性体（不同方向的力学性质不同）。

2. 弹性和坚固性：骨组织大约有 25%～30%是水，其余 70%～75%是无机物和有机物，其中无机物（磷酸钙与碳酸钙）占 60%～70%，有机物（骨胶原）占 20%～40%。骨的有机成分组成网状结构，使骨具有弹性，骨的无机物填充在有机物的网状结构中，使骨具有坚固性，能承受各种形式的应力。研究表明，无机物使骨具有抗压能力，而有机物使骨具有抗张能力。

3. 抗压力强，抗张力差：骨对纵向压缩的抵抗最强，即在压力情况下不易损坏，在张力情况下易损坏，这和骨小梁的排列有关。

4. 耐冲击力和持续力差：载荷作用时，在骨中所引起的张力分布虽然一样，但效果不一样。两者相等时，冲击力在骨中所引起的变化较大，即骨对冲击力的抵抗比较小。另外，同其他材料相比，其持续性能、耐疲劳性能较差。

第二节　关节软骨生物力学

关节是人体中骨与骨可动连接的环节，是人体各部位活动杠杆的支点。关节的作用有：①保证人体的运动。②力的传递。③润滑作用。而关节软骨有其独特的力学性能，一般说来，它是一种各向异性的、非均匀的、具有黏弹性的、充满液体的可渗透物质。

1. 软骨的负荷变形：关节软骨在承受压力（负荷）时会发生变形，并随时间变化变形加快，1 小时后达到平衡。当压力消除后，原有的软骨厚度很快恢复。

2. 渗透性：组织间液在流经软骨基质时，其输送机制主要有两种。第一种是组织间液体借助于组织两边液体的正压力梯度经过多孔的可渗透基质输送，液体的输送与压力梯度成正比。第二种是靠软骨基质的变形来输送液体。实验证明，在增加压力发生变形时，健康软骨的渗透性大大降低。这样，关节软骨就阻止了所有的组织间液流出，这个生物力学调节系统与正常组织的营养需要、关节的润滑和承载能力、软骨组织的磨损程度有密切关系。

3. 张力特性：软骨承受的张力负荷与关节软骨面相平行时，其硬度和强度与胶原纤维平行于张力方向排列的范围有密切关系，因为胶原纤维是抗张力的主要成分。随着关节表面距离的增加，正常成人关节软骨的拉伸强度均降低，这使胶原蛋内密集的软骨表浅层对软骨组织起到一种坚韧耐磨、保护皮肤的作用。

4. 润滑作用：在工程学中有两种基本润滑类型，界面润滑和液膜润滑。在某些负荷条件下，关节内的滑液可作为关节软骨的界面润滑剂，而这种润滑能力与滑液的黏滞度无关。如果承力不重，且接触面的相对运动速度较高，关节可能采用第二种润滑机制——液膜润滑。

3. 磨损：磨损分两个部分，即承载面之间相互作用引起的界面磨损和接受体变形引起的疲劳性磨损。如果两承载面接触，可因粘连或磨损而产生界面磨损。即使承载面润滑作用好，由于反复变形，承载面可发生疲劳性磨损。疲劳性磨损之所以发生，是由于材料反复受压而产生微小的损伤累积所致。

4. 关节软骨退变生物力学：关节软骨的修复和再生能力有限，如果承受应力太大，很快会出现全面破坏。可能与下列因素有关：

（1）承受应力的幅度。

（2）承受应力峰值的总数。

（3）胶原蛋白多糖基质的内部分子和细微结构。

应力的过度集中可导致软骨的衰竭，如先天性髋臼发育不良、关节内骨折、半月板切除后等都可增加总负荷和应力集中。

第三节　关节力学

人体的各个关节是各种活动中杠杆的支点。根据其发育过程，可将关节分为不动关节（颅骨骨缝）、微动关节（耻骨联合）和可动关节；按其形状，可分为平面关节（腕骨间关节）、屈戌关节（肘关节）、滑车关节（寰枢关节）、椭圆关节（腕掌关节）、球窝关节（拇腕掌关节）等。对人体运动来讲，可动关节极为重要。

关节内的应力分布

通过关节的负荷是向量的总和，一般包括两个方面：

1. 体重加上该段肢体的加速和减速力。

2. 稳定关节和移动关节的肌力，肌力占通过关节合力的大部分。关节软骨是负重面，把承受的压力传递给下面的骨床（图 2-2）。软骨下骨松质有两个作用：①负重面大时由于骨骼变形，关节获得最大的接触面，负重面积也增大。②骨松质的排列呈放射状，把大部分的应力又传递给骨干，因此软骨下骨对关节适应负重有重要作用。软骨下骨若失去顺应性，关节应力就增加，导致关节软骨的应力局部高度集中。

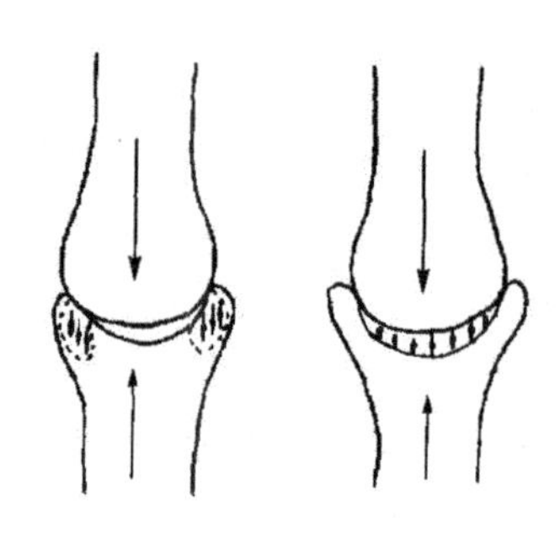

图2-2　受力时关节软骨的变形情况

关节的稳定性

多数关节的稳定性依靠三种因素来维持，即骨骼、韧带和肌肉。关节在运动状态始终是不平衡、不稳定的，但人体总是在不平衡、不稳定中求得相对的平衡和相对的稳定。骨骼的因素对于这种稳定是明显的，而关节内与关节周围韧带使关节活动在一定方向上受到制约，保持关节活动在正常的生理范围以内。肌肉既是运动关节的动力，又是在运动中维持关节稳定的重要因素，其主要作用是通过抵抗、协同与抗重来完成的。

关节的力和力矩

关节的作用有两个：节段活动和力的传导。力可来自多方面，如髋关节借助吸力支持下肢重量，最基本的则是压力。正常站立时，体重施力于下肢各关节，而上肢的力却是负的。身体各种位置都不能借关节面自身组合来取得平衡，而需要韧带、肌肉或两者的力量。关节部肌肉仅具有小的杠杆臂，而有时却需要大的平衡力矩，故肌肉施加于关节的力可以是很大的。例如，髋关节在双足站立时，假如重心偏移，体重为46．27 kg的人在力矩平衡下，关节力约为122．47 kgf（1 kgf=9．8 N），约为体重的3倍。

第四节　骨折力学

骨组织有两个区别于其他材料的显著特征，即随着关节失用或功能逐渐增加会发生骨密度的变化。骨组织还有自身愈合能力，其修复过程不是形成瘢痕，而是损伤组织的重建，这是复杂的生物学和力学过程互相作用的结果。

1．骨折的力学原理：从生物学观点来看，骨折是由应力和功能分布不均匀所引起的。当骨骼遭受严重创伤时，骨受到很大应力，当应力超过骨的承受极限时，就会发生骨折。

2．长骨内的张应力：骨折多发生在长骨，张应力是较压应

力具有更大破坏性的应力。人体所有的活动（如站立、走路、携带、投掷以及撞击等）均会在长骨的凸侧产生显著的张应力。在平常的步态中，胫骨的后侧和股骨的外侧承受着最大的张应力（图2–3）。

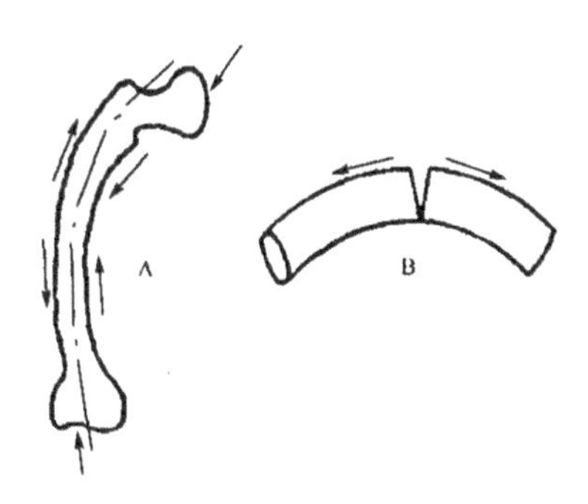

图2–3　弯应力在凸侧是张力而在中心线

（中位轴）是零（A）；弯曲时断裂经常开始于张力侧（B）

3．断裂力学和骨的断裂：人体在剧烈活动中常常会发生骨折，而断裂力

学使损伤条件下发生的骨折得到合理解释。成骨密度断裂韧性的测试是目前骨的断裂力学研究的主要方面。骨密质在高应变速度时类似于脆性材料，而在低应变速度时却是一种坚韧材料，它的断裂率比许多普通材料高，但大大低于一些金属。断裂力学的理论和实践表明，材料的细小缺陷和空隙是微观裂纹的发源地，它们引起应力集中，在应变应力作用下形成骨折。

4. 疲劳骨折：骨承受反复负荷（如长时间的行军、锻炼）可发生微损伤，如果这种损伤不断积聚，超过机体的修复能力，就会产生疲劳骨折或应力性骨折。这种骨折常见于新兵长途行军，故又称为行军骨折。

第五节　内固定的生物力学

所有骨科手术都必须符合生物学和力学原则：①保存骨的血液供应。②维持骨的生理和力学环境。骨的力学环境是骨塑形的重要因素之一。现代弹性材料的固定符合生物力学原则，允许骨端存在一定量的力学刺激，有利于骨痂的形成，促进骨愈合。

1. 内固定器钢丝与张力带：骨在承受负荷时，在紧靠负荷侧为压力，另一侧为张力。而用骨折固定器的目的是保持骨折原有序列和对抗张应力。一切固定器均可考虑为对抗张力的带子，因而都把它置于张力侧。例如髌骨骨折，将髌骨骨折接触点的前方皮质的对应点用钢丝紧紧地捆在一起，可使骨折这一段保持扭矩平衡。拉力与髌骨面要有一小的弯曲角度，肌腱力矩为对侧骨块的反作用力所抵消，这个反作用力是压力，即由于钢丝固定才使肌腱拉力旋转，远侧骨块与近侧骨块接触。腱的拉力越大，骨折面通过的压力就越大。只要支点（前皮质）的接触由钢丝张力维持，这一切都可办到。常用张力带这个词的原因是肌力和反作用力各自都有方向相同的明显分力，能为钢丝内张力所抵消。

2. 内固定器——钢板：有实验表明，在骨愈合的早期阶段，牢固的内固定有利于骨折愈合过程；而晚期，这种坚硬的内固定板不利于正常的骨塑形，使骨塑形过程减慢。置于长骨张力侧最外层的多孔钢板，其作用与上述钢丝固定相似，钢板适应弯曲造成的压力通向骨折线，实质上钢板所受应力属于张力性质，而螺钉的作用是将骨和钢板固定成为一个整体，以便在钢板承受张力的同时螺钉受弯力作用。

3. 螺钉：张力带结构包括螺钉，螺钉可使骨折块压紧。平衡力与钢丝、钢板固定一样是固定器内的张力。螺钉本身产生这样的张力通常是利用小的扭矩转化为大的轴向力。螺钉一般被用在需要固定力大的部位，对于固定小的骨折片也特别有用。

第三章　骨科检查

第一节　骨科最常见临床症状

【疼痛】

疼痛是人体对机体内、外各种伤害性刺激所产生的一种生理反应，是一种复杂的主观感觉。

（一）疼痛的意义

1. 保护作用：当人体受到伤害性刺激时，由于疼痛感觉而本能地引起迅速的防御反应，以防止进一步损害。

2. 疾病信号：由于这种信号促使人们就医而采取相应措施。

3. 协助诊断：疼痛是诊断多种疾病的依据，也常常是骨伤科病员就诊时的并发症或主要症状。

4. 避免进一步损伤：由于疼痛限制了机体活动，迫使病人休息，对疾病的康复有积极作用。

（二）疼痛的病因

1. 创伤：如骨折、关节脱位、软组织损伤等。

2. 炎症：如化脓性感染（骨髓炎、关节炎等）、气性坏疽、骨关节结核等。

3. 肿瘤：肿瘤组织呈膨胀性生长或肿瘤压迫周围组织时均产生疼痛，其特点是逐渐加重。

4. 缺血：如脉管炎、动脉栓塞、骨筋膜室综合征等。

5. 周围血管性疼痛：如雷诺病、红斑性肢痛症。

6. 骨质疏松：老年人骨质疏松可产生局部或全身性疼痛。

7. 畸形：如先天性髋关节脱位、马蹄足、足内翻或足外翻等，患处可有长期疼痛。

8. 骨关节退行性变：包括颈椎病、腰椎间盘突出及关节退变增生性炎症。

9. 软组织劳损：如腰肌劳损、髌下脂肪垫劳损等。

10. 自主神经反射性疼痛：如灼痛、幻肢痛、断肢痛等。

11. 其他：如肋间神经痛、痛风、风湿关节炎及骨生长痛等。

（三）疼痛学说

1. 闸门学说：认为疼痛的产生取决于刺激所兴奋的传入纤维的种类和中枢的功能结构特征。当细纤维的活动增强时可以打开闸门，对中枢持续发放冲动而致痛。而当粗纤维的活动相对较强时，闸门关闭，冲动传导受阻。

2. 特异学说：神经系统对伤害性刺激有特殊的感受器，即丘脑-皮质感觉区细胞，并通过其独自的传导途径传导。

3. 型式学说：型式学说认为，是非特异感受器受刺激后向中枢发放大量冲动，总输出量超过临界水平而产生疼痛。

（四）疼痛的分类

1. 按疼痛来源，分为牵涉痛、放射痛、反射痛、转移性痛和心理性痛。

2. 按发病机制，分为生理病理性痛与精神心理性痛。

3. 按病情，分为短暂性疼痛、急性疼痛与损伤疼痛。

4. 按疼痛性质，分为钝痛、酸痛、胀痛、闷痛、锐痛、刺痛、切割痛等。

5. 按疼痛时间，分为一过性痛、间断性痛、周期性痛、持续性痛等。

（五）疼痛评分法

疼痛定量评分法很多，简介两种：

1. 口述分级评分法：分四点与五点评分法。

（1）四点口述分级评分法：①无疼痛。②轻微疼痛。③中等度疼痛。④剧烈疼痛。每级为1分。

（2）五点口述分级评分法：①轻微疼痛。②引起不适感的疼痛。③具有窘迫感的疼痛。④严重疼痛。⑤剧烈疼痛。

2. 行为疼痛测定法：六点行为评分法：①无疼痛。②有疼

痛，但容易忽视。③有疼痛，无法忽视，不干扰日常工作。④有疼痛，无法忽视，干扰注意力。⑤有疼痛，无法忽视，所有日常T作都受影响，但生活能基本自理。⑥剧烈疼痛，需休息和卧床休息。每级1分，从0分（无疼痛）到5分。

【步态异常】

步态即人体行走时的姿态，是人体结构、功能、行为及心理活动在行走时的外在表现。正常步态包括触地相与跨步相两个阶段，前者占步态周期约60%，后者占40%。当人体某部位产生病变时，可产生以下不同的异常步态。

1. 肢短步态：肢体短缩在3cm以内时，由于骨盆倾斜代偿而无跛行。肢体短缩在3cm以上时，患者常以患侧足尖着地或健肢屈膝行步。

2. 疼痛步态：当患肢负重疼痛时，步态急促不稳，患肢触地相缩短，而双足触地相延长。

3. 强直步态：由于创伤、炎症等原因导致下肢髋关节、膝关节、踝关节

强直时，可产生各种不同的强直步态，如髋关节强直呈鞠躬步态或足尖步态，膝关节强直多呈足尖步态或划弧步态，踝关节强直多呈鞠躬型跛行。

4. 摇摆步态：多见于先天性髋关节脱位与臀中肌瘫痪者。若发生在双侧，行走时躯干交替向左右倾斜，又称鸭步。

5. 剪刀步态：多见于脑瘫患者，步行时一侧肢体总是插至对侧肢体前方，前后交叉移动。

6. 压腿步态：多见于脊髓灰质炎后股四头肌麻痹患者，患者以手掌按压患膝上方才能行走。

7. 跟行步态：多见于胫神经麻痹患者，足不能跖屈。

8. 跨阈步态：多见于腓总神经麻痹患者。由于足下垂，行走时必须高抬患肢才能跨步，以免跌倒。

9. 外八字步态：多见于臀肌挛缩患者，行走时双下肢呈外旋外展位行走。

10. 痉挛性步态：各种脑部、椎体束、脊柱及脊髓病变导致的偏瘫、截瘫、脑瘫等都可产生痉挛性步态。偏瘫多呈划圈步态（割草步态），严重者呈跳跃步态。截瘫呈特有的摇摆步态（公鸡步态）。

第二节　骨科物理检查

骨科病人均需结合病史、临床症状、体征、物理检查等得出初步概念或诊断，再申请特殊检查，而物理检查是诊断骨关节病的基础。要做好物理检查，先要熟悉各骨、关节及其周围软组织的解剖生理力学关系和临床表现。

一般检查

【询问病史】

（一）一般资料

一般资料包括姓名、性别、年龄、籍贯、职业、地址等。

（二）主诉

主诉有三要素，即症状、部位、经过时间。症状可分为畸形、运动功能障碍及疼痛三类。

（三）现病史

1. 病因分析

（1）应详细询问疾病的发生、发展及处理经过。如系损伤，应了解暴力的大小、方向及作用部位，有无伤口，出血多少，有无意识、呼吸改变。

（2）起病时有无全身症状，如畏寒、发热、不适、消瘦等。

2. 症状分析：骨科临床上常见的症状是疼痛，应详细了解：

（1）疼痛发生时的情况、发病前有无诱因（如外伤、扭伤等）、是否伴其他症状。

（2）疼痛的部位：是一处疼痛还是全身多处疼痛。

（3）疼痛的性质：针刺痛、放射痛或游走痛。

（4）疼痛发生的时间：白天或夜间。

（5）影响疼痛的因素：与季节、气候有无关系。

如有畸形，应了解畸形的性质、发展、与损伤或疾病的关系，以及引起畸形的病变过程。

如有神经症状，应了解：①神经症状出现的形式，即松弛性或痉挛性。②有无知觉紊乱，有无感觉异常、迟钝、过敏、消失。③有无肌萎缩、无力，括约肌功能有无变化。④了解病残程度。⑤排尿、排便功能。

（四）既往史

既往史包括手术史，有无化脓感染、结核、肿瘤等病史。

（五）个人史

个人史包括个人经历、职业、工种、饮食习惯、特别嗜好（如酗酒）等。

（六）家族史

对结核、肿瘤、畸形、血友病等患者，应询问家庭人员中有无类似疾患。

【物理检查】

（一）全身检查

主要检查形态、姿势、疼痛及运动功能。除检查一般发育、营养状态外，还应注意意识、面色、脉搏及瞳孔情况，其次应注意胸腹部情况、血尿、排尿障碍、排尿排便失禁、肢体运动、感觉及血运情况，注意内脏是否合并损伤。

（二）局部检查

1. 望诊：观察皮肤色泽、肿胀情况、浅静脉、瘢痕、伤口或溃疡及分泌物性质，有无肌肉萎缩，患肢的姿势、畸形、步态与活动等。

2. 触诊：主要触试皮肤温度、湿度、弹性、压痛点（区）、包块、异常活动、摩擦音（感）、皮下捻发音、周围动脉搏动、毛细血管充盈、肌肉张力等。

对于肿块，要通过触诊检查：①大小。②硬度与波动。③表面光滑度。④活动度。⑤深度。⑥与骨关节的关系。⑦皮肤温度。⑧全身淋巴结及相关淋巴结的肿大等。

3. 动诊：包括有关肌肉收缩和关节活动等检查，须与健肢对比。肌肉收缩包括静态和动态两种。静态检查时，关节不动，可摸到和看到肌肉的收缩。动态检查时，肌肉收缩作用于关节，使其活动，从关节的抗伸、抗屈力以及步态去检查肌肉收缩情况。

关节活动检查包括主动活动和被动活动检查。关节活动障碍的原因有：①骨和关节的疾患。②肌腱、韧带等疾患。③神经疾患。④皮肤瘢痕挛缩等。

关节主动活动和被动活动障碍的关系如下：①被动活动正常、主动活动不能者，说明神经麻痹或肌腱断裂。②主动和被动活动均不能者，说明关节强直和僵硬、关节内外骨阻滞、肌肉挛缩、皮肤瘢痕挛缩等。

4. 量诊

（1）肢体长度测量法：主要为尺测法（用皮尺，禁用钢尺）。用作测量的骨性标志，上肢有肩峰、肱骨外上髁和桡骨茎突，下肢有髂前上棘、股内收肌结节和胫骨内踝。

（2）肢体周径测量法：需测双侧同一平面周径，记录两者之差（如大腿常于髌骨上缘 10cm 处测量）。

（3）关节活动范围测量法：以关节中立位为 0°，测其伸、屈、收、展等角度。数值在 0°（伸）~80°（屈）或外展 80°~90°。对脊柱的活动可记录如下（上、下数字代表屈伸，两旁代表左、右侧偏屈）（图 3-1）。

（4）肌力测量法：嘱病人主动收缩指定的肌肉或肌组，放松其对抗肌，测量其对抗力和不同阻力的能力。

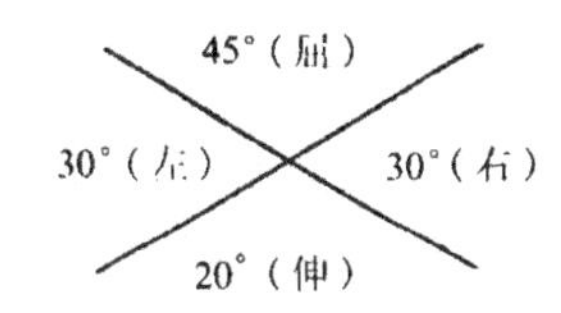

图 3-1　脊柱活动记录方法

肌力共分 6 级：0 级为完全瘫痪，5 级为正常。

0 级——肌肉完全无收缩。

1 级——肌肉稍有收缩，但关节无活动。

2 级—肌肉收缩可使关节活动，但不能对抗引力。

3 级——肌肉收缩可对抗引力，但不能对抗阻力。

4 级——肌肉收缩可对抗引力和轻微阻力。

5 级——有对抗强阻力的肌肉收缩。

（5）感觉消失区测定法：病人静卧床上，闭眼。两侧对比，用针尖等先检查感觉减退区，并向正常区或敏感区检测。应注意感觉障碍的性质、程度和范围，应特别注意其痛觉、温觉、触觉、位置觉等情况。

（6）腱反射检查：肌肉放松后检查。

（7）自主神经检查：皮肤干燥或多汗、竖毛反射消失、血管运动和营养障碍等均为交感神经功能障碍的表现。

上肢检查

一、肩关节

肩关节检查应包括胸锁关节、肩锁关节、盂肱关节及肩胛骨与胸臂连接等四个部分。

【望诊】

肩部正常外形为圆弧形。肩关节脱位后呈直角形，称“方肩”。副神经损伤致前锯肌瘫痪，向前伸上肢推墙时，肩胛内缘向后突起，出现“翼状肩胛”。

【触诊】

1. 压痛点：肱骨大结节部位压痛常提示冈上肌劳损或撕裂，肱骨结节间压痛常提示肱二头肌腱鞘炎，关节后方间隙压痛提示骨关节炎。

2. 肩三角：喙突尖在锁骨下方、肱骨头内侧，它与肩峰尖和肱骨大结节形成肩三角。正常时两侧对称，如有异常则提示有骨折或脱位。

3. 感觉异常：三角肌止点上方出现一圆形区域皮肤感觉减退、消失，常提示腋神经受损。

【动诊及量诊】

检查时站在病人背后，先将其肩胛骨下角固定，再做肩的主动和被动活动。肩的中立位（0°）是上肢下垂、肘窝向前。盂肱关节活动范围：90°（外展）~45°（内收）、135°（前屈）~45°（后伸）、135°（内旋）~45°（外旋）。肩关节外展超过90°称为上举，需有肱骨外旋和肩胛骨活动的配合。肩关节脱位时，杜加斯征阳性（见骨科特殊检查）。

上肢总长度为肩峰至桡骨茎突尖端（或中指指尖）之间的距离。上臂为肩峰至肱骨外上髁（或鹰嘴突）之间的距离。

二、肘关节

【望诊】

正常肘关节的提携角为5°~15°，肘部骨折或疾病时此角可减小或增大，小于5°称肘内翻，大于15°称肘外翻。

【触诊】

肱骨外上髁压痛，示肱骨外上髁炎。

桡骨小头触诊法：受检查者屈肘90°，检查者将一手的中指置于肱骨外上髁，示指并列于中指远侧，另一手旋转前臂，示指下可感到桡骨小头在旋转。

【动诊】

肘关节以完全伸直为中立位（0°），其活动范围为0°（伸）~150°（屈），无外展、内收动作。

【量诊】

正常肘关节伸直时，肱骨内、外上髁与尺骨鹰嘴在一直线上。屈肘90°时，此三点成等腰三角形，称肘后三角。肱骨髁上骨折时三点关系无改变，肘关节脱位、内上髁骨折和外上髁骨折时，此三角即不成等腰三角形。

三、前臂

前臂旋转活动可用如下方法测量：两侧上臂紧贴胸侧，屈肘90°，两手各握一筷，拇侧为中立位（0°），前臂向外旋转称旋后，向内旋转称旋前。正常旋转范围为旋前约80°，旋后约90°。

四、腕关节

【望诊】

鼻烟窝是腕部拇长伸肌、拇长展肌与拇短伸肌肌腱之间的一个三角形凹陷。它的深部为腕舟骨，骨折时，此窝肿胀。月骨脱位时，腕背侧或掌侧肿胀，握拳时第三掌骨头向近侧回缩。

【触诊】

桡骨近端骨折（Colles 骨折）时，桡骨茎突与尺骨茎突的解剖关系发生改变。桡骨茎突狭窄性腱鞘炎时，可触及一豌豆大小的结节。

【动诊及置诊

腕关节中立位（0°）是手伸直与前臂成一直线，无背伸或掌屈。活动范围为背伸 35°～60°，掌屈 50°～60°，桡侧偏屈 25°～30°，尺侧偏屈 30°～40°。

五、手

手部畸形较多，常见的手部畸形见表 3-1。

表 3-1　手部畸形的病因与分类

畸形	致病原因
垂腕手	桡神经损伤
爪形手	尺神经损伤
猿猴手	正中神经损伤
手、腕、掌指关节尺偏	类风湿关节炎
并指、多指	先天性畸形
鹅颈畸形	内在肌不平衡

续　表

畸形	致病原因
纽扣畸形	伸肌中央束断裂、两侧束向掌侧滑移

注意肿胀情况：手指关节背侧肿胀多为腱鞘炎或伸指肌腱损伤，全身关节肿胀多为类风湿关节炎，指骨梭形肿胀多见于结核或内生软骨瘤。

【触诊】

骨折错位、畸形都可以用触诊检查。掌指关节掌侧压痛多为指屈肌肌腱狭窄性腱鞘炎，有时可触及硬结并压痛。

【动诊及量诊】

手指各关节完全伸直为中立位（0°），拇指屈曲 20°～50°，外展 40°；掌指关节屈曲 90°，过伸 30°；近侧指间关节屈曲 120°；远侧指间关节屈曲 60°～80°。

判断手部肌腱断裂的部位：

（1）指伸肌腱在手背部断裂时，掌指关节不能完全主动伸直。近侧指间关节断裂，指间关节不能主动伸直。末节指骨的肌止处撕脱时，远侧指间关节不能主动伸直，呈锤状指。

（2）指屈肌腱在掌部断裂时，该指在休息位的屈度很小或完全伸直。指深、浅屈肌腱断裂的鉴别法：以中指为例，先将示指、环指和小指固定于伸直位，嘱病人屈曲中指。正常时该指近侧指间关节可屈曲；如果指浅屈肌腱已断裂，则不能屈曲。将手指的近侧指间关节固定于伸直位，嘱病人屈曲远侧指间关节。正常时手指可主动屈曲，如果指深屈肌腱已断裂，则不能屈曲。

下肢检查

一、髋关节

【望诊】

观察步态（有无跛行、摇摆、鸭步）、畸形（屈曲、短缩、内收、外展及旋转畸形）以及有无瘢痕、瘘管。

【触诊】

有无压痛，内收肌有无痉挛，有无包块。如有脊柱、髋关节或大粗隆结核，常可在髂窝部、髋关节周围触及寒性包块。注意包块大小、范围、压痛，表面有无红热等。若在大粗隆部触及肌腱弹跳，为弹响髋所致。

【动诊】

髋、膝伸直，髌骨向上，即为髋的中立位（0°）。髋的正常活动范围：屈曲 150°，过伸 10°~15°，内收 20°~30°，外展 30°~45°，内旋 40°~50°，外旋 30°~45°。常用的检查方法有滚动试验、“4”字试验、Thomas 征等（见骨科特殊检查）。

【量诊】

常用的测定股骨大转子向上移位的方法：

（1）Shoemaker 线：大转子尖端和髂前上棘连线向腹壁延伸，正常时该线在脐或脐以上与中线相交，大转子上移时则在

胳以下与中线相交。

（2）Nelaton 线：病人侧卧，髋半屈，在髂前上棘和坐骨结节之间画一条连线。正常时，此线通过大转子顶端。

（3）Bryant 三角：病人仰卧，沿髂前上棘作一垂直线，再通过大转子尖端画一水平线，即成一三角形。测其底线，与健侧对比，大转子上移时，此底线较健侧为短。

二、膝关节

【望诊】

观察有无肿胀、股四头肌萎缩、膝内翻、膝外翻、过屈曲和反屈畸形等。

【触诊】

有无压痛、骨摩擦感、浮髌征，皮温是否正常，有无包块。

【动诊】

膝伸直为中立位（0°），它的正常活动范围为：0°（伸）~135。（屈），过伸 10°左右。屈膝 90°时，可内旋 10°、外旋 20°。

三、踝部和足

【望诊】

足常见畸形有扁平足、内翻足、外翻足、马蹄足、马蹄内翻足、马蹄外翻足、跟足、高弓足、多趾、外翻、锤状趾等，应注意跛行、肿块及异常骨性突起等。

【触诊】

检查压痛点和足背动脉搏动情况。跖骨头压痛为跖痛症，足跟压痛为跟痛症，多为骨刺或跖筋膜炎等。

【动诊】

踝关节中立位（0°），使足的外缘和小腿垂直，它的活动范围为：背伸20°～30°，跖屈30°～40°。

四、脊柱检查

【望诊】

观察生理弯曲，脊柱有无侧凸、后凸及椎旁肌有无痉挛等，两肩、两髂嵴是否在水平面上。观察躯干背部有无异常咖啡样色素沉着，腰骶部有无瘢痕、包块、瘘管。

【触诊】

（一）压痛点

压痛点多为病变所在处。

1. 棘突压痛：见于棘上韧带损伤、棘突骨折。
2. 棘间压痛：棘间韧带劳损。
3. L_3 横突压痛：见于 L_3 横突过长，为第3腰椎横突综合征。
4. 骶棘肌压痛：注意压痛部位，有无肌痉挛。
5. 棘突旁压痛：下腰椎棘突旁深压痛，并可出现向患肢放射痛，多为腰椎间盘突出。

（二）肿块

如有肿块，应注意它的部位、大小、边缘、质地、压痛等。脊柱结核并发寒性脓肿可见于腰三角区、髂窝、股骨粗隆或大腿内侧，甚至可流向腘窝。

【叩诊】

用拳叩头顶，若颈部疼痛，提示颈部有病变。棘突或小关节部位叩击可引起深部疼痛、放射痛，可见于颈、腰椎间盘突出。

【动诊及量诊】

脊柱的中立位（0°）是身体直立，头向前看。颈段的活动范围是前屈、后伸均为35°，左、右侧屈为30°，左、右旋转各60°~80°。腰段的活动范围是前屈45°，后伸20°，左、右侧屈为30°。弯腰动作包括屈腰和屈髋两个动作，因此在测定腰段的活动度时，须用两手固定骨盆。对幼儿测验脊柱活动时，可让其俯卧，检查者抓住患儿的两踝，提起两脚。正常情况下，腰段前凸加大。如脊柱有病，则两侧骶棘肌有痉挛，腰段无活动。对稍大儿童，可做拾物试验：在地上放一玩具，嘱患儿去拾。如骶棘肌有痉挛，患儿不是弯腰去拾，而是屈髋、屈膝、直背，小心翼翼地一手撑在膝上作为支持，蹲下去捡。

五、周围神经检查

【感觉】

1. 触觉：被检查者闭目，以棉花轻轻触其皮肤，观察触觉有无异常、减退、消失。
2. 痛觉：以针刺测定皮肤，观察痛觉有无减退、消失或过敏。

3. 温冷觉：以45℃温水和冷水管分别贴在病人皮肤上，测其温冷觉有无变化。

4. 位置觉：被检查者闭目，检查者将患者的末节指（趾）间关节被动背屈或掌（跖）屈，并询问其所在位置。

5. 震动觉：将震动的音叉放在骨隆突部位，询问有无震感。

6. 实体觉：闭目，以手触摸物体，分辨物体大小、方圆。

7. 两点分辨觉：用张开脚之圆规刺皮肤，分辨一点或两点。

【运动】

1. 肌容积：注意肌肉有无萎缩、肥大，测其周径，并与对侧对比。

2. 肌力测定。

3. 肌张力测定：肌张力增高时，肌肉紧张，被动活动关节有阻力，见于上运动神经元病损；而下运动神经元病损时，肌张力减退，肌肉松弛，肌力减退或消失。

【反射】

（一）浅反射

浅反射消失表明体表感受器至中枢的反射弧中断。常见的浅反射有：

1. 腹壁反射：患者仰卧，放松腹部肌肉，以钝器分别在其腹壁两侧上、中、下部划动，观察是否引起该肌收缩。上腹壁反射为 $T_7 \sim T_9$，中腹壁反射为 $T_9 \sim T_{11}$，下腹壁反射为 $T_{11} \sim L_1$。

2. 提睾反射（$L_1 \sim L_2$）：以钝器划大腿内侧皮肤，可引起提睾肌收缩，睾丸上提。

3. 肛门反射（S_5）：以钝器划肛门周围皮肤，引起肛门外括约肌收缩。

（二）深反射

1. 肱二头肌反射（C_6）：患者前臂置于旋前半屈位，检查者将拇指放在其肱二头肌肌腱部，以叩诊锤叩击拇指，可引起肘关节屈曲运动。

2. 肱三头肌反射（C_7）：前臂置于旋前半屈位，检查者将手托住前臂，轻轻叩击肱三头肌肌腱，可引起伸肘运动。

3. 桡骨膜反射（$C_5\sim C_6$）：屈肘，前臂旋前位，用叩诊锤叩击桡骨茎突，可引起前臂的屈曲和旋后动作。

4. 尺骨膜反射（$C_8\sim T_1$）：屈肘，前臂旋前位，用叩诊锤叩击尺骨茎突，可引起前臂旋前。

5. 膝反射（$L_2\sim L_3$）：平卧，双膝半屈位，检查者以手托住腘窝，嘱患者肌肉放松，叩诊锤叩击髌韧带，可引起伸膝动作。

6. 跟腱反射（S_1）：仰卧，膝半屈，小腿外旋位，检查者握住患者前半足，使踝轻度背屈，轻叩跟腱，可引起踝跖屈。

（三）病理反射

1. Hoffmann 征：患者轻度背伸腕关节，检查者一手握住患者手掌，另一手以示指、中指夹住患者之中指，并用拇指轻轻弹拨患者中指指甲，可同时引起拇指及其他三指屈曲动作为阳性。

2. Babinski 征：以钝器划足掌外侧缘，引起足趾伸直背屈、其他四趾呈扇形分开为阳性。

3. Oppenheim 征：以拇指、示指沿患者胫骨两侧前缘自上向下推压，可出现与 Babinski 征相同体征为阳性。

4. 踝阵挛：屈膝 90°位，检查者一手托住腘窝，另一手握足，用力使踝关节突然背屈，然后放松，可出现踝关节连续不断交替伸屈运动为阳性。

5. 髌阵挛：仰卧，伸膝位，检查者一手的拇、示两指抵住髌骨上缘，用力向远端急促推挤，然后放松，可引起髌骨连续交替上下移动则为阳性。

【自主性神经功能检查】

（一）皮肤、毛发、指甲营养状态

神经损伤后，肌肉萎缩，指端变细，早期末梢血管扩张，皮温升高，2周后血管逐渐收缩，皮温下降，自觉怕冷，皮肤干滑，指纹模糊，指甲退化变形。

（二）皮肤划纹征

1. 白色划纹征：用钝器轻而快地划过皮肤，数秒钟后，划过之处出现白色划纹，持续1~5分钟。这是由于交感神经兴奋性增高，血管收缩所致。

2. 红色划纹征：用钝器慢而重压地划过皮肤，划后数秒钟出现红色划纹，持续8~30分钟，一般为正常现象。红纹甚宽，持续较久时，才有相对意义，这是由于副交感神经兴奋性增高，血管扩张之故。

（三）排尿障碍

排尿障碍见于脊髓横断性损伤，可通过膀胱测压了解排尿功能、膀胱残余尿量。

上肢神经检查

【桡神经】

在肘部，桡神经分成两根终支，一为桡神经浅支，一为桡神经深支（骨间背侧神经）。

（一）肘部以下损伤

1. 单纯浅支损伤表现为拇指背侧以及手背的桡侧感觉障碍。

2. 单纯的深支损害可发生在肘部分支以下，拇指的掌指和指间关节以及其他四指的掌指关节失去主动伸直能力，拇指不能外展，但无垂腕。

（二）肱骨中1/3处损伤

除上述体征外，尚有肱三头肌瘫痪，并有上臂和前臂背侧感觉障碍。

【正中神经】

损害易发生在肘部和腕部，共同的体征是不能用拇指和示指去捡一根细针。

（一）新鲜损害

1. 腕部损害：测验拇短展肌的功能最为可靠。拇短展肌的触笔检查：病手平放桌上，手掌朝天，嘱病人将拇指伸开，尽量向桌面靠拢。检查者手持钢笔或铅笔，置于病人拇指上空。嘱病人用拇指边缘接触钢笔或铅笔。正中神经有损害者不能做此动作。感觉障碍区为掌心、鱼际、桡侧三个半指的掌面及其中节和远节背面的皮肤，尤以拇指、示指和中指的远节最为显著。

2. 肘窝及其以上的损害：除上述体征外，尚有拇指、示指、中指三指的屈肌和桡侧腕屈肌以及前臂旋前肌的瘫痪。因一些肌肉有双重神经支配，可做Ochsner握手测验：嘱病人将两手手指放开，相互穿插合抱，正中神经有损害者所有手指都能屈曲，只有病侧示指不能屈曲。

（二）陈旧损害

1. 腕部损害：大鱼际明显萎缩。

2. 肘部损害：在手的休息位中，所有手指都有轻度屈曲，但病侧示指完全伸直、指萎缩、指甲弯曲，拇指与其他手指的掌面面向同一个方向，犹如猿手。

【尺神经】

（一）新鲜损害

1. 腕部损害：感觉障碍区为掌面尺侧一个半指及相应手掌的皮肤和背面两个半指及相应手背皮肤。有特有的尺神经爪形手的表现：小指与环指掌指关节过伸，而指间关节屈曲，拇内收肌瘫痪。可用 Froment 征测验：嘱病人用两手拇指的掌面和示指的边缘同时夹住一张折叠的报纸，如病人只能屈曲拇指的指间关节与示指边缘将纸夹住，而不能在指间关节伸直的情况下完成此动作，提示拇内收肌瘫痪。

2. 肘部损害：测验尺侧腕屈肌。病人将手与前臂平置桌上，手掌朝天，尽可能伸直手指。嘱病人将腕关节屈曲和尺偏。如尺侧腕屈肌仍有作用，可在腕上部摸到和看到此肌的收缩动作。尺神经麻痹者，此肌肉不收缩。

（二）陈旧损害

除上述体征外，尚有：①小指和环指消瘦，指间关节屈而不伸，掌指关节过伸，也呈尺神经爪形手。②有明显的骨间肌和拇内收肌萎缩。

下肢神经检查

【腓总神经】

损伤后，足呈马蹄内翻畸形，不能主动背屈、外翻，小腿外侧和足背皮肤感觉消失。

【胫神经】

损伤后，足呈仰趾畸形，不能主动跖屈踝关节，足底皮肤感觉消失。

【坐骨神经】

在骨盆下口处断裂，则膝关节的屈肌，小腿和足部肌肉均瘫痪，大腿后侧、小腿后侧及外侧以及足部全部感觉消失，足部出现神经营养性改变。膝部和小腿部损伤，则分别表现出胫神经和腓总神经受损的表现。

第三节　骨科特殊检查

肩关节脱位

1. 杜加斯（Dugas）征：又称肩内收试验。让病人屈曲患肢肘关节，然后用患肢的手去扪对侧肩部，若肘关节能贴近胸壁即为正常，否则为阳性，说明有肩关节脱位。Dugas 征阳性可有三种情况：①当手搭对侧肩部时，肘关节不能靠近胸壁。②当肘关节靠近胸壁时，手不能搭在对侧肩部。③手搭肩和肘靠胸均不可能。

2. 卡拉韦（Callaway）试验：用卷尺从肩峰绕过腋窝测其周径。肩关节脱位时，肱骨头向前下方移位，因而与肩胛骨重叠，其前后径增宽，故周径增大。

3. 汉密尔顿（Hamilton）征：又称直尺试验。用一根直尺置于上臂外侧，先靠近肱骨外上髁部，后靠近上臂皮肤。若上端贴于大结节，即为正常（阴性）；若不能靠近大结节反而靠近肩峰，即为阳性，说明肱骨头向前内脱位或肩胛骨颈部骨折，因为正常者肱骨大结节在肩峰与肱骨外上髁连线之外。

4. 肱骨长轴延长线试验：沿肱骨长轴作一直线，肩关节脱位时，该线可通过患侧的眼睛。

5. 布赖恩特（Bryant）征：肩关节脱位时，腋皱襞下降。

6. 肩三角试验：肩峰、喙突、大结节三点组成三角形。脱位时，大结节位置变动，故所在三角与对侧不同。

肩锁关节脱位

1. 见肩胛骨颈部骨折之耸肩试验。

2. 见肩胛骨颈部骨折之肩关节外展试验。

肩峰骨折及肱骨骨折

见肩胛骨颈部骨折之肩关节外展试验。

肩胛骨颈部骨折

1. 见肩关节脱位之汉密尔顿征。

2. 耸肩试验：患者坐正，两臂自然下垂于身旁。检查者站于患者背后，双手分别按在其双肩上，然后让患者耸肩，对比两侧耸肩的力量有无差别。耸肩无力可见于锁骨骨折、肩锁关节脱位以及副神经损伤引起的斜方肌麻痹。

3. 肩关节外展试验：病人取站立位，检查者站于前侧方，双手分别按在其双肩上，触诊肩胛骨的代偿活动。然后，患者从中立位开始外展运动直至上举过头，并及时说明外展过程中肩痛何时开始、何时停止。检查者注意其疼痛时的外展角度。

外展时肩部疼痛的临床意义：①患者刚开始外展即有疼痛，可见于肱骨骨折、肩胛骨颈部骨折、锁骨骨折、肩关节脱位、肩关节炎等。②开始外展时不痛，但外展越接近90°位越痛，可能为肩关节粘连。③外展过程中有疼痛，但到上举时疼痛反而减轻或不痛，可能为=角肌下滑囊炎或肩峰下滑囊炎。④病人能主动外展，但无力继续上举，可能为斜方肌瘫痪或上臂丛麻痹。⑤从外展到上举的中间一段（60°~120°）出现疼痛，常称“痛弧”，小于或大于此范围反而不痛。冈上肌完全断裂，主动外展的幅度小于40°。如检查者扶其上臂被动外展至40°以上，则患者又可自己继续完成主动外展动作。⑥被动外展运动，如超过90°以上时肩峰处有疼痛，可能有肩峰骨折。

肱二头肌长头腱腱鞘炎

1. 亚加森（Yargastm）征：又称肱二头肌长头紧张试验。嘱患者屈曲肘关节，前臂旋后，或让病人抗阻力地屈肘及前臂旋后，肱二头肌肌腱结节间沟处疼痛为阳性，说明有肱二头肌长头腱腱鞘炎。

2. 梳头试验：梳头的动作为肩关节前屈、外展和外旋的综合动作。若做此动作时出现疼痛和运动受限，或不能运动，说明肩关节有疾患，如冻结肩的早期、肱二头肌长头腱腱鞘炎、韧带撕裂、关节囊粘连、三角肌下滑囊炎、上臂丛神经麻痹、腋神经麻痹等。

斜方肌瘫痪

1. 肩关节外展试验：见肩胛骨颈部骨折。

2. 耸肩试验：见肩胛骨颈部骨折。

3. 肩外展摆动试验：患者取坐位，患肩外展，患肢抬高至90°位，检查者扶持患肢做前后摆动，有肩部疼痛为阳性。

4. 反弓抗阻试验：患者坐位，患肢上举过顶，同时检查者拉住患手，嘱其用力，从后向前用力做投掷动作，如有疼痛，为阳性。

5. 顶压研磨试验：患者仰卧，患肩外展60°，屈肘90°，检查者站于患侧，以腹部顶住患肘，两手扶持患肢，用力将患肢向肩部顶压，同时双手摇动患肢做研磨动作，如果疼痛，则为阳性。

6. 道巴恩（Dawbam）征：患急性肩峰下滑囊炎时，患肢上臂贴在胸壁侧面，肩峰前缘下方可有触痛，如上臂外展，滑囊移于肩峰下，触痛消失，即为阳性。

7. 臂坠落征：在冈上肌损伤时，30°~90°范围的外展运动失去控制，因而使患臂被动外展60°~90°，除去支持，患肢立即坠落，并出现疼痛，即为阳性。

锁骨下动脉受压

肩关节外展外旋试验：坐位，肩外展90°、外旋90°时，挠动脉搏动停止（或减弱）为阳性，表示锁骨下动脉受压。

喙突撞击综合征

喙突撞击试验：肩关节在不同角度水平内收位，向前屈曲和内收时出现疼痛并伴有咔哒声为阳性。

肘关节脱位、桡骨小头半脱位及尺骨鹰嘴骨折

1. 肘三角与肘直线：又称休特（Huter）三角与休特（Huter）直线。正常人肘关节屈曲90°时，肱骨内上髁、外上髁与尺骨鹰嘴突三点形成一个等腰

三角形，称为肘三角。当肘关节伸直时，三点在一条直线上，称为肘直线。肘关节脱位时，三角形状改变，伸直时三点不在一条直线上。

2. 伸肘试验：患者取坐位或站立，手掌放在头顶上，然后主动伸肘，若不能主动伸肘，可能为肘关节后脱位、鹰嘴骨折、桡骨小头半脱位等。若患者不能主动伸肘或伸肘时臂丛处出现疼痛，称拜克伯（Bikbles）征阳性，可能为臂丛神经炎或脑膜炎，原因是伸肘对臂丛神经有明显的牵拉作用。

肱骨髁上骨折

髁干角：又称 B. O. 马普克髁上线。正常的肱骨长轴与内、外上髁连线成直角，当有髁上骨折移位或先天性畸形时，此髁干角改变，呈锐角或钝角。

桡骨小头骨折

肘伸直外翻挤压试验：如有疼痛为阳性，见于桡骨小头骨折。

肱骨外上髁炎

1. 米尔斯（Mills）征：嘱患者将肘伸直，腕部屈曲，同时将前臂旋前，如果肱骨外上髁部感到疼痛即为阳性，对诊断肱骨外上髁炎（网球肘）有意义。

2. 伸肌紧张试验：又称柯曾（Cozen）试验。让患者屈腕、屈指，检查者将手压于各指的背侧做对抗，再嘱患者抗阻力伸指及伸腕关节，如出现肱骨外上髁疼痛即为阳性，多见于网球肘。

肱骨内上髁炎

屈肌紧张试验：让患者握住检查者的手指（示指至小指），强力伸腕握拳，检查者手指与患者握力对抗，如患者出现内上髁部疼痛即为阳性，多见于肱骨内上髁炎。

Colles 骨折

直尺试验：正常时，置一直尺于小指及肱骨外髁，此尺不接触尺骨茎突，当 Colles 骨折时，尺骨茎突与尺接触。

桡骨下端骨折、尺骨茎突骨折

1. 腕三角软骨挤压试验：见腕三角软骨损伤。

2. 洛日耶（Laugier）征：桡骨茎突尖端长于尺骨茎突尖端 1.0~1.5 cm 为正常解剖关系，若桡骨下端骨折移位，两者尖端可在同一水平线上甚至相反，这种现象称为洛日耶征。

腕三角软骨损伤

腕三角软骨挤压试验：检查者一手握住患者前臂下端，另一手握紧患手，使腕关节掌屈和尺偏，然后将患手向桡骨小头方向不断顶撞在腕尺侧引起疼痛为阳性，应考虑二角软骨的损伤、尺骨茎突骨折。

腕管综合征

1. 屈腕试验：将腕掌屈，同时压迫正中神经1~2分钟。若手掌侧麻木感加重、疼痛加剧并放射至示指、中指，即为试验阳性，提示有腕管综合征。

2. 叩触诊试验：又称蒂内尔（Tind）征。轻叩或压迫腕部掌侧的腕横韧带近侧缘中点，若出现患侧手指刺激及麻木、异常感觉加剧，即为试验阳性，提示有腕管综合征。

3. 举手试验：患者仰卧，将患肢伸直高举，若出现上述两项表现，即为试验阳性，提示有腕管综合征。

4. 压脉带试验：与测量血压的方法相似，仅需将袖带压力升至收缩压以上。若出现上述表现，即为试验阳性，提示有腕管综合征。

5. 中指试验：嘱患者肘、腕及指间关节伸直，掌心向下。令其中指的掌指关节做背伸活动，检查者施以阻力。若在肘屈纹以下两横指处（即桡侧腕短伸肌的内侧缘处）有疼痛，即为阳性，提示为腕管综合征。

（腕）类风湿关节炎

手镯试验：以手握尺、桡骨下端时引起疼痛为阳性，见于类风湿关节炎。

月骨无菌性坏死

芬斯蒂夫（Finstever）征：当月骨无菌性坏死时，第3掌骨头在紧握拳时不隆突。

桡骨茎突部狭窄性腱鞘炎

芬克尔斯坦（Finkelstein）征；又称握拳试验。先将拇指屈曲，然后握拳将拇指握于掌心，同时将腕向尺侧倾斜，如引起桡骨茎突部锐痛，提示桡骨茎突部狭窄性腱鞘炎。

腕尺侧滑囊炎

卡内韦尔（Kanavel）征：尺侧滑囊炎开始时，其最明显的压痛点在小鱼际上距手掌掌横纹 2~3 cm 处。

拇指肌腱断裂

拇指肌腱断裂的检查：拇长屈肌腱断裂时，拇指末节不能自动屈曲。拇长伸肌腱断裂时，拇指末节不能自动伸直。检查时，固定拇指近节，嘱患者自动伸屈末节。

拇短伸肌腱断裂时，将末节伸直，患指不能主动伸直拇指腕掌关节。拇短屈肌腱断裂时，末节伸直状态下不能自动屈曲近节。

若拇指长、短肌腱完全断裂，则拇指近节、末节的主动伸屈活动功能完全丧失。

示指、中指、环指、小指屈指肌腱断裂

示指、中指、环指、小指指深屈肌腱与指浅屈肌腱断裂的检查：指深屈肌腱断裂，该末节不能主动屈曲。指浅屈肌腱单独断裂时，该指末节在伸直

位状态下，不能主动屈曲中节。固定伤指的近则指骨，若近侧、远侧指间关节均不能主动屈曲，则提示指深屈肌腱、指浅屈肌腱均有断裂。

示指、中指、环指、小指伸指肌腱断裂

伸指肌腱断裂的检查：掌骨区断裂时，指间关节能主动伸直，但掌指关节不能主动伸直。指骨近节区中央腱束断裂：近侧指间关节不能主动伸直。指骨中节区或伸指肌腱止点附近断裂、撕裂或撕脱骨折：手指末节不能主动伸直，患指出现锤状指畸形。

蚓状肌损伤

蚓状肌损伤的检查：蚓状肌或者指深屈肌腱在蚓状肌起始点的近侧断裂时，该指的掌指关节不能主动屈曲。若掌指关节处在屈曲状态下，则指间关节不能主动伸直。在指间关节伸直状态下，掌指关节不能主动屈曲。

手内在肌瘫痪

贝乌尔征：单纯的手内在肌瘫痪可引起爪形手畸形。当检查者用手指在爪形指的近节骨背侧基底施加抗过伸之阻力时，远、近两指间关节随即伸直、畸形消失为阳性。手内在肌瘫痪伴有皮肤、肌腱、关节囊等挛缩引起的复合型爪形手，此试验阴性。

髋部疾病

1. 黑尔（Hare）试验：此试验主要用于区别髋关节疾病与坐骨神经痛。

患者仰卧，检查者将患肢膝关节屈曲，踝部放于健肢大腿上，再将膝部下压抵至床面，如为坐骨神经痛可放置自如，而髋关节疾病患侧不能抵至床面。

2. 海－特（Hefte－Tumer）征：髋关节病变时，X线片显示患侧闭孔变宽。

3. 髋关节撞击试验：关节叩诊时令患者仰卧位，患肢伸直，检查者一手将患肢稍抬起，另一手握拳叩击患肢足跟部，如髋关节有疾患，可出现明显的传导叩痛，称髋关节撞击试验阳性。

4. 大腿滚动试验：参见股骨粗隆间骨折。

髋关节不稳

1. 望远镜试验：又称套叠征、迪皮特伦（Dupuytren）征、巴洛夫（Barlove）试验。患者仰卧，助手按住患者骨盆，检查者两手握住其小腿，伸直其髋、膝关节，然后上下推拉患肢，若患肢能上下移动2～3 cm，即为阳性。

另一种方法是患者仰卧，检查者一手固定其骨盆，另一手抱住患肢大腿或环抱患肢膝下，使髋、膝关节稍屈曲，将大腿上推下拉，反复数次，如有股骨上下过度移动之感，即为阳性，说明髋关节不稳定或有脱位等。

2. 特伦德伦堡（Trendlenburg）试验：又称臀中肌试验、单腿独立试验。嘱患者先用健侧下肢单腿独立，患侧下肢抬起，患侧骨盆向上提起，该侧臀皱上升为阴性。再使患侧下肢独立，健侧下肢抬起，则健侧骨盆及臀皱下降为阳性。此试验检查关节负重，检查关节不稳或臀中、小肌无力，任何臀中肌无力的疾病这一体征均可出现阳性。

3. 巴洛（Barlow）试验：为奥尔托兰尼（Ortolani）试验改良方法，亦用于检查1岁以内婴儿有无先天性髋关节脱位。患儿仰卧，检查者首先使患儿双侧髋关节屈曲90°，双膝关节尽量屈曲。双手握住患儿双下肢，双手拇指分别放在患儿大腿内侧小粗隆部，中指置于大粗隆部位，轻柔地外展双髋关节，同时中指在大粗隆部位向前内推压，如听到响声，表明脱位的髋关节复位，股骨头滑入髋臼。第二步检查是拇指在小粗隆部位向外推压，若听到响声，表明股骨头滑出髋臼，此试验阳性。如果拇指放松压力股骨头即复位，说明髋关节不稳定，以后容易发生脱位。

髋关节脱位

1. 奥尔托兰尼（Ortolani）试验：患儿仰卧，髋、膝屈曲各90°，检查者手掌扶住患侧膝及大腿，拇指放在腹股沟下方大腿内侧，其余手指放在大粗隆部位，另一手握住对侧下肢以稳定骨盆。检查时先用拇指向外侧推并用掌心由膝部沿股骨纵轴加压，同时将大腿轻度内收。如有先天性髋关节脱位，则股骨头向后上脱出并发出弹响。然后再外展大腿，同时用中指向前内顶压大粗隆，股骨头便复位，当它滑过髋臼后缘时又出现弹响，此试验阳性，适用于6个月至1岁以内的婴儿先天性髋关节脱位的早期诊断。

2. 蛙式试验：又称双髋外展试验，用于婴儿。患儿仰卧，检查者扶持患者两侧膝部，将双侧髋、膝关节均屈曲90°，再做双髋外展外旋动作，呈蛙式位，如一侧或双侧大腿不能平落于床面即为阳性，说明髋关节外展受限。先天性髋关节脱位患儿此试验阳性。

3. 直腿屈曲试验：患儿仰卧，检查者一手握住小腿下端，使髋关节尽量屈曲，膝关节伸直。若有先天性髋关节脱位，患肢可与腹胸部接触，其足可与颜面部接触，表明脱位髋关节屈曲活动的范围增大。本试验适用于婴幼儿的检查。

4. 髋咔哒征：检查新生儿髋关节时，由于关节异常松弛，股骨头弹出臼窝而不复回的瞬间所产生的弹跳称咔哒征。其检查方法有Ortolani试验、Barlow试验等。

5. 希恩（Chiene）试验：又称两侧大粗隆连线。正常时，此线正对髋关节和耻骨上缘，并且和两侧髂前上棘连线相平行。如一侧大粗隆上移，此两线不平行；如在上移的大粗隆处作一条线垂直于躯干曲线，则该线高于耻骨上缘水平面，见于髋关节脱位、股骨颈骨折等。

6. 髂间及粗隆间连线：正常两者平行，粗隆间距大于髂间距离。先天性髋关节脱位时粗隆间距离增大；脊柱前脱位时骨盆前倾，髂间距离增大。

7. 西蒙（Simmon）线：髂骨外侧缘至髋臼处上缘，然后向下、外沿股骨颈外缘形成一条连贯的弧线。髋关节脱位时，此弧线中断。

8. 布赖恩特（Bryant）三角：是大粗隆与髂前上棘间的水平距离。患者仰卧，自髂前上棘向床面引一垂线，再由大粗隆顶点作一水平线。两线的交点与大粗隆顶点间的距离正常人是 5cm 左右，可与健侧比较，若大粗隆上移或下移，则此距离比健侧缩短或延长。

9. 内拉通（Nelaton）线：又称髂骨、坐骨结节连线。患者仰卧，由髂前上棘至坐骨结节两一连线。正常人此线经过大粗隆的顶部，若大粗隆顶部在该线上方或下方，表示有病理变化。记录大粗隆上移的高度，高出此线 lrm 以内者不能视为病理现象。

10. 阿兰-多德（Alan-Todd）试验：检查者面向患者作半蹲状，然后将两侧拇指各放在患者一侧髂前上棘上，而中指放在其大粗隆的顶点。将环指放在大粗隆的后方两侧比较，即能测出大粗隆移位情况。

11. 休梅克（Shoemaker）线与卡普兰（Kaplan）交点：这也是一种测量大粗隆是否上升的办法。患者仰卧，两髋伸直放在中立位，两侧髂前上棘在同一水平，分别从两侧大粗隆尖部经过髂前上棘引一直线到腹壁，此线称 Shoemaker 线。正常者两侧延长线应在脐部或脐以上交叉，两线的交点称 Kaplan 交点。如一侧大粗隆向上移位，则此点位于对侧或脐下，说明股骨头、股骨颈有缩短性病变，如股骨颈骨折等。

12. 卡普兰征：在先天性髋关节脱位的 X 线平片上，髋臼缘失锐利，股骨上端与髋臼间空隙增宽，股骨上端离开髋臼窝向侧方移位，即卡普兰征。

13. 冯罗森（VonRosen）征：双侧大腿外展45°并内旋，摄包括两侧股骨上段之骨盆正位片，作双侧股骨干中轴线并向近侧延长，此即为冯罗森线。正常时，此线通过髋臼外上角。脱位时，该线通过髂前上棘，即称冯罗森征阳性。这在股骨头骨化中心未出现时可作为诊断参考。

股骨粗隆间骨折

1. 大腿滚动试验：又称科万（Cauvain）征。患者仰卧，双下肢伸直，检查者以手掌轻搓大腿，使大腿向内、外旋转滚动。若系该髋关节疾患并引起髋周围肌肉痉挛，则运动受限、疼痛，并见该侧腹肌收缩，即为阳性。主要检查髋关节炎症、结核以及股骨颈骨折、粗隆间骨折等。

2. 中立位试验：亦称掌跟试验。股骨颈骨折时，因髂股韧带松弛，不能保持足的中立位。检查时，患肢伸直位，检查者用掌心托住患肢足跟，足呈外旋位为阳性。

3. 阿尔斯伯格（Alsberg）角：通过股骨头关节面基部的线与骨干长轴延长线所成的角，正常为41.5°。此角减小为髋内翻，此角增大为髋外翻。

4. 希恩试验：见髋关节脱位。

髋关节结核

腰大肌挛缩试验：又称过伸试验。患者取俯卧位，患肢屈膝90°，检查者一手握住踝部将下肢提起，使髋关节过伸，若骨盆随之抬起，为阳性，说明髋关节后伸活动受限。有腰大肌脓肿及早期髋关节结核时，此试验可出现阳性。

髋前软组织挛缩

1. 托马斯（Thomas）征：又称髋关节屈曲挛缩试验。患者仰卧，尽量屈曲健侧大腿贴近腹壁，使腰部紧贴于床面，克服腰前凸增加的代偿作用，再让患者伸直患肢，如患肢不能伸直平行于床面，即为阳性，说明该髋关节有屈曲挛缩畸形。患肢大腿与床面所形成的角度即髋屈曲畸形的角度。

2. 望远镜试验：见髋关节不稳部分。

3. 艾利斯征：见下肢短缩部分。

髂胫束挛缩

奥伯（Ober）试验：又称髂胫束挛缩试验。患者侧卧，健肢在下并屈髋屈膝，减少腰椎前凸。检查者站在患者背后，一手固定骨盆，另一手握患肢踝部，屈膝到90°然后将髋关节外展后伸，再放松握踝之手，让患肢自然下落，正常时应落在健肢后侧。若落在健肢前方或保持上举外展姿势，即为阳性。此试验阳性说明髂胫束挛缩或阔筋膜张肌挛缩，并可在大腿外侧摸到挛缩的髂胫束。如脊髓灰质炎后遗症髂胫束挛缩，有此体征。

臀肌挛缩

臀肌挛缩征：站立位，两足、两膝靠拢，嘱屈髋、屈膝下蹲，正常小孩臀部可触及足跟。当臀肌挛缩时，患儿不能完全屈髋、屈膝下蹲，并可在臀部触及紧张束条。

臀中、小肌无力

1. 特伦德伦堡试验：见髋关节不稳部分。

2. 费尔普斯（Phelps）试验：患者俯卧位，膝关节屈曲，大腿尽量外展，检查者握住其踝部逐渐将其膝关节伸直。若股薄肌有挛缩，在伸膝过程中大腿发生内收，即为阳性。

下肢缩短

艾利斯（Allis）征：又称下肢短缩试验。患者仰卧，双髋、双膝屈曲，两足跟并齐平放于床面上，正常者两膝顶点应该在同一水平。如一侧膝低于对侧膝，即为阳性，说明患肢有短缩（股骨或胫、腓骨短缩）或有髋关节脱位。

膝关节疾病

布拉加尔（Bragard）征：患者半屈膝时，关节间隙有疼痛，旋转小腿时疼痛加重，即为阳性，表示膝关节有病变。

膝关节积液

浮髌试验：正常膝关节内有约 5 mL 的滑液，起到润滑关节、缓冲力的作用，并营养关节面软骨。当关节内有大量积液时，关节肿胀明显，一望而知。但少量积液或中等积液时，需进行浮髌试验测知。一般积液量 10 mL 浮髌试验即可呈阳性。试验方法：

1. 病人取仰卧位，膝关节伸直，股四头肌松弛。检查者一手手掌在髌骨上方压挤髌上囊，并且手指挤压髌骨两侧，使液体流入关节腔，然后用另一手的示指轻轻按压髌骨。若感到髌骨撞击股骨前面，即为阳性，说明积液量较少。若髌骨随着手指的按动而出现浮沉的现象，表示积液量较多。

2. 病人直立时，髌上囊的积液自然流到髌骨后方。如果股四头肌松弛，髌骨自然离开股骨滑车，这时可用两个拇指分别推动两侧髌骨对比两侧感觉。如果髌骨被关节积液浮起，推动时有髌骨和股骨撞击感，即为阳性。

关节内积液的性质：如为急性外伤，可能为关节内积血；如为急性感染，则可能为积液。一般肿胀多为渗出液，通过关节穿刺即可识别。

膝关节慢性炎症

膝上皮肤皱襞试验：膝关节慢性炎症或上石膏后膝上皮肤水肿，用手捏起时，有皱襞增厚感，皱纹不明显，为阳性（需两侧对比）。

髌骨脱位

1. 费尔班克征：向外推动髌骨时，病人立即企图保护膝部为阳性，见于外伤性髌骨脱位。

2. 髂胫束牵拉征：病人在伸膝位内收髋关节出现髌骨半脱位，外展时复位。

3. 研磨试验：参见膝半月板损伤。

4. 膝冲撞试验：见膝交叉韧带损伤部分。

股骨髁剥脱性骨软骨病

威尔逊征：是剥脱性骨软骨病的一种体征。若病灶在股骨外侧髁，当伸膝 150°（邻肢法）时，被动内旋胫骨，诱发疼痛为阳性。若病灶在股骨内侧髁，则表现相反，病人常采取胫骨外旋位行走，以使胫骨棘内侧隆起与股骨内侧髁外侧病灶区不接触。

髌骨软化症

1. 髌骨摩擦试验：又称索-霍（Soto-Hall）试验。让患者自动伸屈膝关节，髌骨与股骨髁间凹部（髌股关节）摩擦而发出摩擦音及疼痛，即为阳性。

2. 单腿半蹲试验：患肢单腿独立，逐渐屈膝下蹲时出现膝软、疼痛即为阳性。若髌下出现摩擦音，亦为阳性。本试验主要用于检查髌骨软化症。

膝侧副韧带损伤

膝关节分离试验：又称侧方挤压试验、侧副韧带紧张试验和博勒尔（Bohler）试验。患者仰卧，膝关节伸直。检查者一手握住患肢小腿端，将小腿外展，另一手按住膝关节外侧，将膝向内侧推压，使内侧副韧带紧张，如出现疼痛和异常的外展摆动，即为阳性，表示内侧副韧带松弛或断裂。必要时先封闭压痛点，然后极度外展使内侧关节间隙加大张开的情况下，X 线透视或拍片做进一步诊断。做此检查时同时挤压外侧关节面，如有外侧半月板损伤，则关节间隙感到疼痛。反之，用同样方法可以检查外侧副韧带的损伤。

膝交叉韧带损伤

1. 前交叉韧带试验（前抽屉试验）：膝关节屈曲60°~90°位，患足靠在检查台上，然后将小腿放置在三个不同的旋转位置，即外旋15°位、中立位、内旋30°位，将胫骨推向前方，以观察有无异常向前活动。胫骨向前移动可分三度：Ⅰ度指向前移动5 mm，Ⅱ度移动5~10 mm，Ⅲ度移动大于10 mm。

（1）小腿外旋15°位检查：如胫骨内侧髁比外侧髁有明显的向前移位，表明前内侧结构松弛，则有明显的前内旋转不稳定。

（2）小腿中立位检查：只有当前交叉韧带缺陷，同时伴有前内结构（包括侧副韧带、内侧半月板）松弛时，前抽屉试验阳性。

（3）小腿内旋30°位检查：小腿内旋30°位时，髌胫束、膝外侧结构、后交叉韧带处于紧张状态。在这位置上检查前抽屉试验，如胫骨外侧髁有明显的向前旋转移位，表明上述结构发生松弛，即前外旋转不稳定。Jerk试验即是检查前外旋转不稳定的方法之一。病人仰卧位，膝关节屈曲40°位，检查者一手抓住足踝部并将小腿内旋，另一手在胫骨上端后外侧向前挤压，丨司时带有膝外翻倾向，当膝关节逐步伸直至10°~20°位时，可出现胫骨外侧髁突然向前移位，同时病人也能感到有一滑动。

2. 后交叉韧带试验：与前交叉韧带试验一样，膝关节屈曲60°~90°，在小腿不同旋转位上检查后抽屉试验，观察胫骨向后移位情况。

（1）小腿外旋15°位检查后抽屉试验：如胫骨向后外移位，胫骨前面出现凹陷，表明膝后外侧结构松弛，即后外旋转不稳定。另一检查方法为外旋反弯试验，两膝伸直，同时抓住两足足趾并向上提，仔细比较两侧小腿。如有后外旋转不稳定，可出现患肢胫骨反弯，胫骨结节呈现外旋。

（2）小腿中立位检查后抽屉试验：若此试验为阳性，表示膝后交叉韧带及膝后外侧结构损伤，此时外旋15°位抽屉试验不会出现阳性体征。膝后外抽屈试验之所以会出现阳性，是因为胫骨是以无损伤的后交叉韧带为轴心线向后外旋转，一旦后交叉韧带断裂，胫骨可产生向后移位，而不再产生后外抽屉试验阳性症状。

（3）小腿内旋30°位检查后抽屉试验：膝后内结构（包括内侧侧副韧带、内侧关节囊、后斜韧带和前交叉韧带）处于紧张状态、结构断裂时，允许膝后内角部位胫骨髁向后移位。这里有一个前提，即膝后交叉韧带必须完整，可作为胫骨后内旋转的轴心线。如果后交叉韧带断裂，整个胫骨向后移位，也即不再发生后内旋转不稳定现象。

3. 拉曼试验：是对前交叉韧带损伤最准确的试验之一。患肢屈膝10°~15°，检查者一手抓住并固定其大腿下段，另一手握其小腿上端，并用力将胫骨拉向前。如前交叉韧带缺损，胫骨将过度前移，髌韧带由正常凹陷变为突出。

4. 洛西试验：检查者一手抓住患侧足踝部，另一手放在髌上，栂指置于腓骨头后方。屈曲膝关节到40°左右，将足内旋，膝外翻、伸直，拇指将腓骨头推向前，在髌上的其余四指压向相反方向。此时感觉或看到胫骨外侧髁向前半脱位即为阳性，提示膝前外侧旋转不稳定。

5. 反轴移试验：当足外旋、膝关节渐伸直时，胫骨外侧髁从后侧位突然复位，即为阳性，提示膝关节后外侧旋转不稳定。

6. 麦克英托试验：属轴移试验的一种。患者平卧，检查者一手置于患者膝外侧，另一手抓住其足部使之内旋，并膝外翻。将膝关节自0°位屈曲，当患膝脱离“扣锁”位后，胫骨外侧髁即逐渐向前半脱位。当屈曲20°~40°位时，胫骨突然复位，出现错动感即为阳性，提示膝前外侧旋转不稳定。

7. 膝外旋过伸试验：检查者抓患侧足趾，将患肢提起，使小腿外旋，如出现膝关节过伸、外旋和内翻，则提示膝后外侧旋转不稳定。

8. 不接触试验：仰卧位，患膝屈曲至30°~40°，大腿下放一硬性支持物，鼓励病人放松，安慰病人检查者不会接触患膝。检查者密切观察膝关节的外侧，要求病人伸展患膝，将足跟提离检查台，然后再将足跟放回检查台上，放松股四头肌，再对另一膝关节进行同样的试验以做对比。当单独交叉韧带撕裂时，外胫骨平台在伸膝开始时将出现轻微半脱位或在股骨髁上向前滑移。更需引入注意的是，当膝关节放松至屈曲位置时，胫骨外侧平台滑回复位的位置。

9. 膝冲撞试验：与麦金托什（Macintosh）试验基本相似，但从屈膝到伸膝，先造成半脱位，然后屈曲至 20°～40°位时，有“突然一动”感，半脱位自然复位为阳性，提示前交叉韧带失效或外侧关节囊韧带中 1/3 松弛。

膝半月板损伤

1. 麦克默里（McMurmy）试验：又称半月板弹响试验、回旋研磨试验。利用膝关节面的旋转和研磨动作来检查半月板有无损伤。本方法有两个动作，每个动作包括种力量。

操作方法：嘱患者取仰卧位，先使其膝关节最大屈曲，右手固定膝关节，左手握足，尽力使胫骨长轴外旋，左手在腓侧推挤使膝关节外翻，在此外旋外翻的力量继续作用的同时，慢慢伸直膝关节。如果内侧有弹响和疼痛，则证明内侧半月板有破裂。按上述原理做反方向的动作，即在膝关节内旋内翻的同时伸直膝关节，如外侧有弹响和疼痛，则证明外侧半月板有破裂。以上是麦克默里试验的基本检查方法，但实际操作时疼痛和弹响的位置与此相反，否则内翻再加伸直往往是内侧半月板疼痛，反之则是外侧半月板疼痛。但也有时不管向内还是向外，只要关节面有研磨和旋转，其疼痛始终固定于一侧膝关节的间隙。

其他方法是：患者仰卧，检查者一手握膝，放在关节间隙内侧或外侧触诊，另一手握足或小腿下端，将膝关节尽量屈曲，然后使小腿内收外旋，同时伸直膝关节，如有弹响，说明内侧半月板有破裂。反之，小腿外展内旋同时伸膝，如有弹响，说明外侧半月板可能有破裂。膝关节极度屈曲时发生弹响，应考虑破裂。至于前角破裂，原则上应在膝关节伸直位时发生弹响，但麦克默里认为本试验只能测知后角中央部破裂，对前角不能测定。应注意鉴别髌骨摩擦或肌腱弹拨所发出的响声。在外伤早期，至少 3 周内做此试验没有意义，因为膝关节伤后周围软组织损伤尚未修复，此时做试验，不管有无半月板损伤，只要膝关节有屈伸和旋转动作，就会产生疼痛。因此，伤后早期做此试验，即使阳性，也很难肯定就是半月板的损伤。

2. 蒂-费征：病人坐在床边，双膝屈曲，足下垂。检查者用拇指压在患者关节间隙的前侧方，相当于半月板处，另一手旋转其小腿，反复活动，如有半月板破裂，可触及指下有物移动并伴疼痛。

3. Fouche 试验：病人仰卧，患侧髋、膝关节完全屈曲，检查者一手放在关节间隙处做触诊，另一手握住足跟，然后做大幅度环转运动，内旋环转试验内侧半月软骨，外旋环转试验外侧半月软骨，与此同时逐渐伸直膝关节至微屈位为止。如果到一定角度时闻及粗响声，表示后角巨大破碎，低浊声提示为半月软骨内缘薄条撕裂。

4. 斯迈利（SmiUie）试验：在上述麦克默里试验中，除响声外还伴有明显疼痛，则为斯迈利试验阳性，意义同麦克默里试验。

5. 卢因（Lewin）试验：患者站立使足跟及足趾紧贴地面，用力屈伸膝部，健肢运动自如，但有半月板损伤的膝关节不能伸直，膝部常呈屈曲位置，伴随或不伴随疼痛，此检查可以主动进行也可以被动进行。

6. 克里斯蒂安尼（Chrestiani）试验：嘱患者膝关节屈曲，同时内旋股骨及骨盆，后伸膝，如有内侧半月板损伤，常可引起疼痛和压痛。

7. 特纳（Turner）征：内侧半月板损伤刺激隐神经的皮下支，在关节内侧产生感觉过敏或痛觉减退区，如有此症状则为阳性。

8. 凯洛格-斯皮德（Kellogg-Speed）试验：患者仰卧，检查者一手拇指压在膝关节内侧或外侧间隙（前角部位），另一手握住患肢小腿下部被动伸屈膝关节，如有固定压痛，为阳性，可能有半月板损伤。

9. 梯布尔-费舍（Timbrill-Fisher）试验：患者仰卧，患膝屈曲，检查者一手拇指压于患膝内侧或外侧关节间隙上，另一手握住小腿下部做内外旋活动，如感到有一个条索状物在拇指下移动（有时伴有疼痛和小的响声）为此征阳性，可能是撕裂的半月板移动。

10. 膝关节过伸试验：又称琼斯（Jones）试验。患者仰卧，检查者一手固定其膝部，另一手握住其小腿下部向上提，将膝关节过度伸展，使半月板前角受到挤压，如有疼痛，可能为半月板前角损伤或肥厚的髌下脂肪垫受到挤压所致。

11. 下蹲试验：又称鸭式摇摆试验。病人站立，然后做中蹲动作，使膝关节极度屈曲，同时患者前后、左右摇摆，挤压半月板后角，如有后角撕裂，即可引起膝关节疼痛和不能完全屈膝，或关节后部有尖细响声和不适感。

12. 侧方挤压试验：又称麦格雷戈（McGregori）征。患者仰卧，患膝伸直，检查者一手固定膝部，另一手握住小腿的远端做内收或外展动作，如膝关节侧方关节面有固定挤压痛，则表示半月板中 1/3 可能有撕裂。

13. 膝研磨试验：又称阿普利（Apley）试验、膝关节旋转提拉或旋转挤压试验。患者俯卧，检查者将膝部放于病人大腿的后侧，两手握持患肢足部，向上提拉膝关节，并向内侧或外侧旋转，如发生疼痛，表示韧带损伤。反之，双手握持患肢足部向下挤压膝关节，再向外侧或内侧旋转，同时屈到最大限度再伸直膝关节，若发生疼痛，则表示内侧或外侧半月板有破裂，并依疼痛发生时膝关节的角度来判定半月板破裂的部位。屈曲最大限度时疼痛，应疑为后角破裂，屈曲呈 90°时疼痛为中央破裂，伸直时疼痛为前角破裂。

14. 重力试验：适于检查盘状软骨，盘状软骨均在外侧。方法有以下两种：第一种方法侧卧于健侧，患肢外展，自动屈伸患膝；第二种方法侧卧于患侧，其骨盆下垫一枕，使患腿离开床面，助手扶住健肢，自动屈伸患膝，有弹响或疼痛。

本试验还可能帮助测定半月板损伤的侧别。第一种方法：若患肢膝关节内侧弹响及疼痛，可能为内侧半月板损伤；第二种方法：可能是外侧半月板损伤。

15. 交锁征：患者活动膝关节时，突然在某一角度有物嵌住，膝关节不能伸屈并感到疼痛，此现象称为“关节交锁”。当患者慢慢伸屈膝关节，“咔嗒”一响，“交锁”解除又能活动。

膝盘状软骨、髌下脂肪垫肥厚

1. 膝关节过伸试验：参见膝半月板损伤。

2. 弹跳征：患者仰卧，在主动伸屈膝关节时，膝关节发生弹跳，小腿颤动并出现较大的响声，有时伴有疼痛，此为盘状软骨的重要体征。

腘绳肌挛缩

菲-贝试验：本试验是在Thomas试验的基础上，保持膝关节、髋关节的屈曲，然后外展髋关节，再伸直膝、髋关节，此时大腿内收，并可触及内腘绳肌挛缩。

股骨骨折

克莱曼（Cleeman）征：股骨骨折重叠时，在股骨前上方皮肤有皱襞。

踝关节损伤

跟骨叩击试验：检查者握拳叩击跟骨，如有疼痛发生，说明有踝关节损伤。

踝关节骨折、脱位

基恩（Keen）征：内、外踝横径增大，为此征阳性。如波特（Pott）骨折（踝关节外展型骨折）脱位时，两踝横径增大，基恩征阳性。

足 外 翻

黑尔宾（Helbing）征：正常站立时，跟腱长轴应与下肢长轴相平行。足外翻时，跟腱长轴向外偏斜，偏斜程度和外翻程度成正比。

扁平足、跖痛病、莫顿病

跖骨头挤压试验：检查者一手握患足跟部，另一手横行挤压 5 个跖骨头，出现前足放射样疼痛为阳性，可能为跖痛病、扁平足、莫顿（Morton）病等。

前足弓炎症

斯特兰斯基克（Stnmsky ）征：患者仰卧，检查者握患肢足趾，使之迅速屈曲，如前足弓有炎症，可发生疼痛。

踝内、外侧韧带损伤

足内、外翻试验：将足内翻及外翻时如发生疼痛，说明有内侧或外侧韧带的损伤。

跟腱断裂

提踵验：患足不能提踵30°（踝跖屈60°）站立，仅能提踵60°（踝跖屈30°）站立，为试验阳性，说明跟腱断裂。因为30°提踵是跟腱的作用，而60°站立是胫后肌、腓肠肌的协同作用。

小腿三头肌痉挛

踝背屈试验：检查时，足置于内翻位，锁住距下关节，使所有背屈动作都在踝关节。若膝关节屈至90°时，踝关节不能背屈，则为比目鱼肌痉挛。若膝关节于伸直位，踝关节不能背屈，则为腓肠肌痉挛。若膝关节屈曲和伸直时，踝关节都不能背屈，则比目鱼肌与腓肠肌均痉挛。

颈椎病

1. 臂丛神经牵拉试验：又称Eaten试验。此试验之机制是使神经根受到牵拉，观察是否发生患侧上肢反射性痛。检查时，让患者颈部前屈，检查者一手放于头部病侧，另一手握住患肢的腕部，沿反方向牵拉，如患肢感觉疼痛、麻木则为阳性。若在牵拉的同时迫使患肢做内旋动作，称为Eaten加强试验。

2. 头部叩击试验：又称“铁砧”试验。病人坐位，医生以一手平置于患者头部，掌心接触头项，另一手握拳叩击放置于头顶部的手背。若病人感到颈部不适、疼痛或上肢（一侧或两侧）痛或有酸麻感，则该试验为阳性。

3. 椎间孔挤压试验：又称Spurling试验。让患者取坐位，头部微向病侧侧弯，检查者立于患者后方，用手按住患者顶部向下施加压力，如患肢发生放射性疼痛即为阳性。原因在于侧弯使椎间孔变小，挤压头部使椎间孔更窄，椎间盘突出暂时加大，故神经根挤压症状更加明显。

4. 杰克逊（Jackson）压头试验：当患者头部处于中立位和后伸位时，检查者于头顶部依轴方向施加压力，若患肢出现放射性疼痛，症状加重，称为 Jackson 压头试验阳性。

5. 肩部下压试验：患者端坐，让其头部偏向健侧，当有神经根粘连时，为了减轻疼痛，患侧肩部会相应抬高。此时，检查者握住患肢腕部做纵轴牵引，若患肢有放射痛和麻木加重，称为肩部下压试验阳性。

6. 直臂抬高试验：患者取坐位或站立位，手臂伸直，检查者站在患者背后，一手扶其患侧肩，另一手握住患肢腕部并向外后上方抬起，以使臂丛神经受到牵拉，若患肢出现放射性疼痛，即为阳性。可根据出现放射痛时的抬高程度来判断颈神经根或臂丛神经受损的轻重。此试验类似于下肢的直腿抬高试验。

7. 颈部拔伸试验：检查者将双手分别置于患者左、右耳部并夹头部，轻轻向上提起，如患者感觉颈及上肢疼痛减轻，即为阳性。本试验可作为颈部牵引治疗的指征之一。

8. 转身看物试验：让患者观看自己肩部或身旁某物，若患者不能或不敢贸然转头或转动全身观看，说明颈椎或颈肌有疾患，如颈椎结核、颈椎强直、“落枕”等。

9. 头前屈旋转试验：也称 Fenz 试验。先将患者头部前屈，继而向左右旋转，如颈椎出现疼痛，即为阳性，多提示有颈椎骨关节病。

10. 伸肘试验：参见肘关节脱位、桡骨小头半脱位及尺骨鹰嘴骨折。

颈椎结核

1. 拉斯特（Rust）征：患者常用手抱着头固定、保护，以免在行动中加剧颈椎病变部位疼痛。颈椎结核患者此征为阳性。

2. 转身看物试验：参见颈椎病。

颈　肋

深呼吸试验：又称阿德森（Adson）试验。患者端坐凳上，两手置于膝部，先比较两侧桡动脉搏动力量，然后让患者尽力抬头做深吸气，并将头转向患侧，同时下压肩，再比较两侧脉搏或血压。若患侧桡动脉搏动减弱或血压降低，即为阳性，说明锁骨下动脉受到挤压，同时往往疼痛加重。反之，抬高肩部，头面转向前方，则脉搏恢复、疼痛缓解，主要用于检查有无颈肋和前斜角肌综合征。

肋锁综合征

1. 压肩试验：检查者用力压迫患侧肩部，若引起或加剧该侧上肢的疼痛或麻木感，则表示臂丛神经受压，主要用于检查肋锁综合征。

2. 挺胸试验：患者立正站立、挺胸、两臂后伸，此时若桡动脉搏动减弱或消失以及臂和手部有麻木或疼痛，即为阳性，用于检查有无肋锁综合征，即锁骨下动脉及臂丛神经在第一肋骨和锁骨间隙受到压迫。

3. 肋锁综合征试验：病人坐位，两上肢向下牵拉使双肩向下、向后伸，如桡动脉减弱或消失，同时在锁骨上、下听到动脉杂音，即为阳性。另一方法是病人立正位、挺胸、两臂后伸，如手麻木或疼痛、桡动脉减弱或消失，即为阳性，表明臂丛和锁骨下动脉在挺胸时压在第一肋骨和锁骨之间。

胸廓下口综合征

间歇运动试验：患者两上肢屈肘90°，两肩外展、外旋90°令手指做快速伸屈动作，记录时间并观察上肢位置的变化。病人在1分钟之内出现前臂疼痛或上肢因不适无力而逐渐下垂为阳性，见于胸廓下口综合征。

超外展综合征

超外展试验：患者取站立位或坐位，将患肢被动从侧方外展高举过肩、过头，若桡动脉搏动减弱或消失，即为阳性，用于检查锁骨下动脉是否被喙突及胸小肌压迫，即超外展综合征。

前斜角肌综合征

1. 前斜角肌加压试验：检查者双手拇指在锁骨上窝偏内，相当于在前斜角肌走行部加压。上肢出现放射痛及麻木感为阳性，提示下颈段颈椎病或前斜角肌综合征。

2. 深呼吸试验：参见颈肋。

腰背部软组织损伤

1. 普鲁卡因封闭试验：以0.5%～1.0%普鲁卡因10～20 mL做压痛点封闭，有助于对病变粗略地做定位诊断。若注射于皮下疼痛即消失，多为筋膜韧带疾患。若注射于椎板，疼痛消失，则多为肌肉疾患。如果经上述注射疼痛如前，则多为椎管内疾患。

2. 氯乙烷致冷麻醉试验：距皮肤表面30cm处，用氯乙烷直接喷射，喷射线与皮肤成锐角，并逐渐转动方向，每次喷射持续时间不得超过30秒，以免冻伤。表面麻醉后仍有压痛点，往往表示有深在的器质性损害存在。亦有人应用这种方法治疗运动员比赛期间的软组织损伤。

3. 背伸试验：患者俯卧，两腿并拢，两手交叉于颈后，检查者固定双腿，嘱患者主动抬起上身，检查者再于背部适当加压，患者抗阻力背伸，有肌肉和椎间关节疾患时，可发生疼痛，即为阳性。

棘上韧带损伤

棘上韧带损伤试验：患者取俯卧位，于腹部及骨盆下放四个枕头，以使棘突间部裂开，如发现棘突间有一凹陷，说明棘上韧带有损伤或松弛。

肋骨骨折

压胸试验：患者取坐位或站立位，检查者站于侧方，一手抵住其脊柱，另一手压迫胸，轻轻地相对挤压。若在胸侧壁上某处出现疼痛，说明该处肋骨骨折，是诊断外伤性肋骨骨折的重要体征。

椎体压缩骨折

屈颈试验：参见腰大肌脓肿。

胸段脊髓受压

比弗尔（Beevor）胳征：患者取仰卧位，让患者抬头坐起时，注意其位置有无移动或偏向某一侧。正常人脐位置不变，若 $T_{10} \sim T_{11}$ 脊髓节段损伤或受压迫等，则下腹壁肌肉无力或瘫痪，在坐起时胳向上移动；若一侧腹肌瘫痪或无力，脐向健侧移动，这种现象称 Beevor 脐征。

腰椎疾病

1. 拾物试验：多用于小儿腰部前屈运动的检查。让患儿于地上拾物，若患儿屈膝、屈髋而不弯腰即为阳性，表示患儿脊柱有功能障碍，多半为脊柱结核。

2. 体位改变试验：又称阿莫斯（Amoss）征。患者取仰卧位，嘱其坐起，若腰椎有病变，患者多以手置于身后检查床上，借力支持方能坐起。

背伸试验：参见腰背部软组织损伤。

腰骶关节疾病

1. 陆温试验：患者仰卧，两腿伸直，做起身动作时，若腰骶关节处或下腰部疼痛，即为阳性。

2. 抱膝试验：患者仰卧，两手抱膝使髋、膝关节尽量屈曲，如有腰骶关节疼痛，即为阳性。

3. 戈德思韦特（Goldthwait）试验：患者仰卧，两下肢伸直，检查者左手触诊腰椎棘突，右手做直腿抬高试验，在抬高过程中，若腰椎未触知运动而病人已感觉疼痛，说明可能有骶髂关节炎或该关节韧带有损伤。若疼痛发生于腰椎运动之后，病变可能位于腰骶关节或骶髂关节，但以前者的可能性为大。若将两侧试验做对比，将对侧下肢分别抬高到同样高度，引起同样的疼痛，说明腰骶关节病变的可能更大，因为双侧骶髂关节同样病变，同等严重程度者鲜见。

4. 俯卧伸腰试验：患者俯卧，两下肢伸直，检查者右手托住患者双膝上部，左手扶住腰骶部，然后右手用力徐徐抬高双下肢，使腰部过伸，如腰部产生疼痛，即为阳性。

5. 腰部扭转试验：患者取左侧卧位，左下肢伸直，右下肢屈曲，检查者左手把住患者左肩部向后推，右手把住髂嵴部向前推，两手同时用力，方向相反。以同样的方法再行右侧卧位检查，使腰椎扭转，若有疼痛，即为阳性。

6. 斯佩试验：参见骶髂关节疾病。

7. 内奥霍洛征：参见颈椎病。

8. 坎贝尔征：参见骶髂关节疾病。

9. 内里征：参见骶髂关节疾病。

10. 骨盆倾斜试验：参见骶髂关节疾病。

脊柱结核

1. 脊柱超伸试验：又称儿童试验，患儿俯卧，检查者握住患儿双小腿向上提起，正常时不疼，脊柱后弯自如，如有病变则不能后弯，脊柱僵直，常为儿童脊椎结核的一个早期体征。

2. 拾物试验：参见腰椎疾病。

腰大肌脓肿

1. 腰大肌挛缩试验：参见腰大肌挛缩试验。

2. 直腿抬高试验：又称拉赛格（Lasfegue）征。患者仰卧，两腿伸直，分别做直腿抬高动作，然后再被动抬高。正常时，两下肢同样抬高 80°以上并无疼痛。若一侧下肢抬高幅度降低，不能继续抬高，同时又有下肢放射性疼痛，则为阳性，说明有坐骨神经根受压现象，此时记录两腿抬高度数。由于直腿抬高时，坐骨神经更加紧张，因而加剧了神经根的压迫程度。这一试验是各种坐骨神经紧张试验的基本试验，但需排除腘肌和膝关节后关节囊受牵拉所造成的影响。

3. 直腿抬高背屈踝试验：又称布拉加尔（Bragard）附加试验、西卡（Sicads）征、西盖尔（Cukaps）试验。同上述直腿抬高试验，直腿抬高到最大限度但尚未引起疼痛的一点，在患者不注意的情况下，突然将足背屈，此时坐骨神经受到突然地牵拉更为紧张，而引起患肢后侧放射性的剧烈疼痛即为阳性，借此可以区别由于髂胫束、腘肌或膝关节后关节囊紧张所造成的直腿抬高受限。因为背屈踝只加剧坐骨神经及小腿腓肠肌的紧张，对小腿以上的肌筋膜无影响。

4. 悬吊试验：双手握住单杠的横杆，身体悬空。数分钟后躯干肌即完全放松。若患腿疼痛减轻，即为阳性，见于椎间盘突出症幼弱型。因椎间隙开大后，突出的椎间突回缩，减轻了对神经根的压力。若为成熟型，突出物不能因悬吊而回缩，此试验则呈阴性。另外，通过悬吊试验，可鉴别姿势性与结构性脊柱侧凸。

5. 窝压迫试验：仰卧位，髋、膝各屈 90°，一手稳住膝部，另一手托踝使膝关节伸直到一定角度，引起放射痛时，扶膝手之拇指按压腘窝（压迫胫神经），放射痛加重者为阳性，见于有腰椎间盘突出症的患者。

6. 健肢抬高试验：又称法捷兹坦（Fajerztaln）试验。做健肢直腿抬高试验，患侧产生腰痛或伴有下肢放射痛即为阳性，中央型腰椎间盘突出症患者此试验常为阳性。

7. 屈颈试验：又称尼雷（Hepu）试验、索特-霍尔（Soto-Hall）征。患者仰卧，检查者一手置于胸前，一手置于枕后，然后徐徐用力使患者头前屈，如出现腰痛及坐骨神经痛即为阳性。颈部前屈时，可使脊髓在椎管内上升1~2cm，神经根也随之受到牵拉，神经根受压时即出现该神经分布区的疼痛，用于腰椎间盘突出症及椎体压缩骨折的检查。

8. 颈静脉加压试验：又称奈夫再格（Naffziger）征。用手压迫一侧或两侧颈静脉1~3分钟，或使用血压气囊绕于颈部，使压力升到40~60 mmHg（5.33~8.00 kPa）时，由于蛛网膜下腔之压力增高，增加了对神经根的压力，而发生坐骨神经放射痛，即为阳性，说明病变在椎管内。

9. 布鲁津斯基（Brudzinski）征：患者仰卧，屈颈时引起患肢疼痛及屈曲即为阳性。

10. 仰卧挺腹试验（分下述四步进行）

（1）患者仰卧，两手置于腹部或身侧，以枕部及两足为着力点，将腹部及骨盆用力向上挺起，患者立即感觉腰痛及患肢放射痛为阳性。若此时腰痛及其放射痛并不明显，则应继续进行第二步试验。

（2）患者仍保持挺腹试验，深吸气后停止呼吸，腹部用力鼓气，约30秒，患肢有放射性疼痛者为阳性。

（3）在挺腹姿势下，用力咳嗽，有患肢放射痛者为阳性。

（4）在挺腹姿势下，检查者用两手加压两侧颈静脉，若患肢有放射痛，为阳性。

以上操作依次进行，一旦出现阳性就不必再进行下一步检查。

11. 腰椎间盘突出运动试验：本试验可帮助判断腰椎间盘突出物与脊神经根的位置关系。

（1）突出物尖端位于神经根之前，站立位腰前屈幅度越大，腰痛越重。如果偏向健侧方向，前屈或侧屈疼痛更加剧烈。若偏向患侧方向，前屈或侧屈则疼痛减轻或正常。

（2）突出物位于神经根内侧，站立位前屈并向健侧旋转时，疼痛加剧。反方向运动时神经根不受牵拉，则疼痛减轻或缓解。

（3）突出物位于神经根外侧，疼痛反应与突出物位于神经根内侧者相反。

腰椎滑脱

1. 乌尔曼（Ullmann）线：在正常人腰椎侧位片上，自骶骨上关节面前缘画一垂线，L_5 椎体前下缘应在此线之后 1～3mm。如 L_5 椎体向前滑脱，则其前缘位于此线上或在此线之前方。

2. 加兰征：腰椎正位 X 线片上，L_5 椎体前下缘在乌尔曼线上或在其前方为阳性，表明有脊椎滑脱。

3. 髂间及粗隆间连线：参见髋关节脱位。

坐骨神经痛

1. 屈髋伸膝试验：又称凯尔尼格（Kernig）征。患者仰卧，检查者使髋关节尽量屈曲，先屈膝再逐渐伸直膝盖，如此可使坐骨神经被拉紧，如出现坐骨神经放射痛，即为阳性。

2. 弓弦试验：令患者坐位伸腿或卧位直腿抬高，术者以手指挤压腘窝部，疼痛加重并有放射痛者阳性，见于坐骨神经痛。

3. 床边试验：又称弓弦试验、坐位伸膝试验。让患者坐于床沿或凳上，头及腰部保持平直，两小腿自然下垂，然后嘱患者将患肢膝关节逐渐伸直或检查者用手按压患肢腘窝，再将膝关节逐渐伸直，如有坐骨神经痛，即为阳性。此试验等于卧位直腿抬高试验。

4. 坐位压膝试验：又称别赫节列夫（Bexmepeb）征。嘱患者坐于床上两腿伸直，坐骨神经受累之腿即自然将膝关节屈曲，以减少坐骨神经的紧张程度。如果将膝关节向后压被动伸直时，坐骨神经痛加剧，即为阳性。

5. 费恩（Fatme）试验：按压坐骨神经走行的部位均会发生疼痛，在腓骨头处捻压腓总神经亦会产生疼痛，即为阳性。

6. 鞠躬试验：又称奈里（Neri）试验。让患者站立做鞠躬动作，如患肢立刻有放射性疼痛并屈曲，则此试验阳性。

7. 起坐屈膝试验：患者取仰卧位，患肢多自行屈曲，而健肢仍伸直，如两侧均有坐骨神经痛，则两膝均屈曲，即为试验阳性。本试验可在多数患者中出现阳性，因为屈膝可缓解对坐骨神经根的牵拉。

8. 林德纳（Lindner）征：患者取坐位或半坐位，两腿伸直，使坐骨神经处于十分紧张状态，然后被动或自动向前屈颈，如出现患肢疼痛，即为阳性。

9. 米诺尔（Minor）怔：让患者由坐位到站立位姿势时，患者常以一手置于身后，患肢膝关节屈曲，健肢膝关节伸直支持体重，维持平衡，患肢出现疼痛为此征阳性。

10. 旺泽蒂（Vanzetti）征：坐骨神经痛时，虽有脊柱侧弯，但骨盆保持水平位。

11. 奈里（Neri）拾物试验：嘱患者俯拾地面物体，可见其先屈患肢，然后再弯腰拾取物体，同时诉患肢窜痛，即为阳性。

股神经受损

1. 展髋试验：患者取健侧卧位，两下肢伸直。将患侧下肢抬起使髋关节外展，如大腿前侧疼痛，即为阳性，亦提示股神经受损。

2. 屈膝试验：患者俯卧位，两下肢伸直。检查者一手按住其骶髂部，另一手握患侧踝部并将小腿抬起使膝关节逐渐屈曲，使足跟接近臀部。若出现腰部和大腿前侧放射性痛，即为阳性，提示有股神经损害，并可根据疼痛的起始位置判断其受损的部位。

3. 股神经紧张试验：又称瓦色曼（Wasserman）征。患者俯卧，检查者一手固定患者骨盆，另一手握患肢小腿下端，膝关节伸直或屈曲，将大腿强力后伸，如出现大腿前方放射样疼痛，即为阳性，表示可能有股神经根（L_1、L_3 ~ L_4 神经根）受压现象。

梨状肌综合征

1. 蒂勒征：内收、屈曲、内旋髋关节，使梨状肌紧张，出现坐骨神经症状者为阳性，见于梨状肌综合征。

2. 梨状肌紧张试验：患者仰卧位，将患肢伸直，并做内收、内旋动作，如坐骨神经有放射性疼痛，再迅速将患肢外展、外旋，疼痛随即缓解即为试验阳性。或让患者取俯卧位，屈曲患侧膝关节，检查者一手固定骨盆，一手握持患肢小腿远侧，推动小腿做髋关节内旋及外旋运动，若发生上述反应，即为试验阳性。

肋髂撞击综合征

肋髂撞击征：令患者躯体向一侧弯曲，当最下肋骨与髂骨接触时出现疼痛即为阳性。

股直肌、髂腰肌挛缩

股直肌挛缩试验：髋关节屈曲畸形可由髂腰肌或股直肌痉挛所致。区别的方法是：病人俯卧位、屈膝，若臀部翘起，则为股直肌挛缩，如臀部仍平放，则为髂腰肌挛缩。

骶髂关节疾病

1. 骶髂关节分离试验：又称髋外展外旋试验、盘腿试验、“4”字试验、帕特里克（Patrick）试验。病人仰卧，健肢伸，患肢屈膝，把患肢外踝放于对侧膝上大腿前侧，检查者将一手扶住对侧髂嵴部，另一手将膝向外侧按压，尽量使膝与床面接近。因为患侧大腿外展外旋，这时髂骨上部被大腿前侧和内侧肌群牵拉而产生扭转并向外分离，若骶髂关节有病变则发生疼痛，但事先应排除髋关节本身病变。

2. 伊利（Ely）试验：患者俯卧，一侧膝关节屈曲，使足跟接近臀部。正常者骨盆前倾，腰前凸增大。若骶髂关节有病变，则骨盆离开床面被提起，表示骶髂关节活动受限或髋前软组织挛缩。

3. 内奥霍洛（Nacholos）征：患者俯卧、过度后伸大腿、屈膝，如引起骶髂关节及下肢疼痛，即为阳性，表示骶髂关节有病变；如腰部疼痛，则为腰骶关节病变。

4. 足-嘴试验：患者站立，双手捧起一足并尽力向嘴的方向上举，若出现腰骶部疼痛并稍偏向抬足侧，说明腰骶关节可能有疾患；若对侧骶髂关节后部疼痛，可能为对侧骶髂关节疾患。本试验为腰骶关节屈曲和骨盆旋转运动。

5. 分腿试验：又称床边伸髋试验、盖斯兰（Gaenslen）试验、骶髂关节扭转试验。检查方法：

（1）患者仰卧，臀部靠近床边，先将健侧髋膝关节尽量屈曲，贴近腹壁，患者双手抱膝以固定腰椎，患肢垂于床边，检查者一手按压健侧膝关节，帮助屈膝、屈髋，另一手用力下压患肢大腿，或检查者双手用力下压垂于床边的大腿，使髋关节尽量后伸，则骶髂关节转动发生摩擦，若在该侧骶髂关节出现疼痛，则为阳性，说明骶髂关节有疾患。

（2）患者侧卧，健侧在下，将健腿极度屈曲并固定骨盆，检查者一手握住患肢踝部，使膝关节屈曲 90°，再将患肢向后牵拉，使髋关节尽量过伸，另一手将舐部向前推压，则骶髂关节便向后转动，若出现疼痛，即为阳性。

6. 骨盆分离与挤压试验：患者仰卧，两手置于身旁。检查者两手按住两侧髂嵴内侧，将骨盆向外侧做分离按压动作，然后两手掌扶住两侧髂前上棘外侧并向内侧对向挤压，或让患者侧卧，检查者双手掌叠置于上侧髂嵴之外持续向对外侧按压，同法检查对侧。前者使骶髂关节分离，后者使其受到挤压。另夕卜，还可以进行耻骨联合压迫试验，试验过程中，若骶髂关节出现疼痛即为阳性，但此试验阳性发现者较少。此试验还可用于检查骨盆部是否有骨折，若有骨折，则可以引起骨折部位疼痛或使疼痛加重。

7. 提腿试验：又称伸髋试验、吉利斯（Gillis）试验、约曼（Yeoman）征。患者俯卧，检查者用手掌压住髂骨，手指触及受累的骶髂关节，另一手将患肢大腿向后提起，使髋关节尽量后伸，此时股四头肌紧张。该侧髂骨发生前倾和旋转动作，骶髂关节受到牵拉，如该关节出现疼痛，即为阳性，表示有骶髂关节病变。

8. 唧筒柄试验：又称斜攀试验。先试验健侧，检查者一手握住小腿，充分屈曲髋、膝关节，另一手按住同侧肩部，固定躯干，然后将大腿及骨盆向对侧推送，使腰骶部及骶髂关节发生旋转。用同样方法再试验患侧，两侧对比，若骶髂关节出现疼痛，即为阳性，说明疼痛侧骶髂关节有病变。

9. 骨盆旋转试验：患者坐于小椅子上，检查者面向患者，以两大腿内侧夹住患者两膝稳定骨盆，再用两手分别扶住患者两肩，将躯干做左右旋转活动。骶髂关节有疾患时，病变侧出现疼痛，即为阳性。

10. 单腿跳跃试验：先用健侧后用患侧做单腿跳跃，如果腰椎无病变，健侧持重单腿跳跃应无困难。患侧持重做单腿跳跃时，若有明显的骶髂关节部位疼痛或不能跳起，即为阳性，应考虑患侧骶髂关节可能有病变，但要排除髋关节、脊柱和神经系统疾病的影响。

11. 卧床翻身试验：患有骶髂关节炎症的患者，常喜健侧卧位下肢屈曲，向患侧卧时多引起病变部位疼痛。翻身时病变部位疼痛加重，故常以手扶持臀部保护或请旁人帮助才能翻身。

12. 骶髂关节定位试验：患者仰卧，检查者抱住其两腿膝后部，使髋关节屈曲至90°位，小腿自然地放在检查者右臂上。检查者左手压住膝部，使骨盆紧靠检查台，患者肌肉放松，然后以双大腿为杠杆，将骨盆向右和向左挤压。一侧受挤压，对侧被拉开，骶髂关节疾患时，向患侧挤压时疼痛较轻，而向对侧挤压时患侧被拉开疼痛较为剧烈。

13. 斯-彼（Smirg-Peterson）试验：此试验又称戈德思韦特（Goldthwait）试验。患者仰卧，检查者一手放于病人腰部，做直腿抬高试验。如腰椎部未动即出现疼痛，则病变位于舐髂关节；如果腰椎活动后始出现疼痛，则病变多在腰骶关节。

14. 拉瑞（Larrey）征：患者坐于扶手椅或板凳上，用手撑起躯干，然后突然放手坐下，患侧骶髂关节因震动而引起疼痛，即为阳性。

15. 史密斯-彼特森（Smith-Peterson）试验：患者直立，将脊柱向左或向右侧倾斜，若一侧骶髂关节有疾患，脊柱倾向健侧的动作多有障碍。

16. 拉格尔（Laguere）试验：患者仰卧，髋与膝关节同时屈曲，然后髋关节外展、外旋，骶髂关节若有病变，便可出现疼痛，但不影响腰骶关节。

17. 坎贝尔（Campbell）征：嘱患者取站立位或坐位，躯干前倾时，骨盆不动，可能为骶髂关节病变。若骨盆及躯干同时前倾，则为腰骶关节病变，主要活动在髋关节。

18. 奈里征：站立时，躯干前屈，引起患侧屈膝，见于腰骶或骶髂关节病变。

19. 贝尔征：在较瘦患者中，触诊髂凹深部。如有骶髂关节炎，可产生疼痛。

20. 骨盆倾斜试验：在患者的髂前上棘和髂后上棘之间用粘膏贴一竹尺，然后令病人弯腰。如竹尺没有或很少倾斜，可考虑为骶髂关节病变。反之，如竹尺倾斜很大，而腰椎保持伸直状态，弯曲中心在髋关节，则说明为腰骶关节病变。

骨盆骨折

骨盆分离与挤压试验：参见骶髂关节疾病。

中枢感觉区损伤

1. 皮肤定位试验：用手指或笔杆等物轻触病人皮肤，让患者用手指出受刺激的部位。

2. 两点辨别试验：用两脚规分别以一脚或两脚接触皮肤，看患者能否辨别是一点还是两点刺激，另外还要测定患者感知两点刺激的最小距离。正常两点辨别觉的最小距离：指尖为3~8 mm，手掌为8~12 mm，手背为30 mm，前胸为 40 mm，背部为 40～70 mm，上臂及大腿为 75 mm。

3. 体表图形试验：用笔杆在患者皮肤上划三角形或圆等几何图形或数字，询问患者是否能辨别出来。

4. 实体试验：让患者触摸放于手中的物体，说出物体的形状、大小及名称。

5. 重量试验：以体积相同而重量不同的物体置于患者手中，让患者指出何者轻或重，以测定辨别重量的能力。

中枢运动区损伤

1. 髌阵挛：患者仰卧，下肢伸直，检查者以手指按于髌骨上缘。

2. 踝阵挛：患者仰卧，检查者以左手托住其腘窝，膝关节呈半屈曲位，另一手推住前足底，迅速而骤然推足背屈，并维持适当推力。于是踝关节便出现有节律的伸屈动作，称为踝阵挛阳性，为锥体束损害的表现。

3. 巴宾斯基（Babinski）征：用钝性物或骨针划足底外缘，由后向前直到趾下，引起趾背屈，其余各趾呈扇形分开，并向跖

屈为阳性，仅趾背屈为弱阳性，此试验用于检查锥体束损害。

4. 贡达征：用力扭转或下压病人第 3 或第 4 足趾，引起与巴宾斯基征相同的反应。

5. 腓骨反射：用圆形笔杆等物，沿腓骨表面向下划过。若引起反射性的趾背伸动作，即为反射阳性，其意义同巴宾斯基征。

6. 拉米斯特斯（Raimistes）足征：患者仰卧，双下肢伸直并稍外展。检查者双手扶住健肢大腿和小腿的外侧，让患者抗阻力地外展健腿，若患肢出现反射性的外展动作，即为此征阳性。相反，让患者抗阻力地内收健腿和小腿的外侧，若患侧下肢也同样出现反射性的内收动作，也为此征阳性，说明患肢锥体束受损。

7. 上肢对侧伴随运动：患者取坐位，手掌朝上，手指伸直，肌肉放松。检查者与患者的健侧手用力握手，此时若患侧（对侧）手出现反射性的握拳，即为反射阳性。若患者的健侧手用力握拳，其对侧手也出现反射性各指屈曲的伴随动作，亦为反射阳性，说明该上肢有轻度的锥体束损害。

8. 奥本海姆（Oppenheim）征：以拇指和示指沿胫骨外缘用力自上而下擦过直到内踝上，引起趾背伸为阳性，表示上运动神经元损害。

9. 查多克（Chaddock）征：用钝物或骨针由后向前划足底外侧，而趾背屈者为阳性，正常时只能发生跖屈运动，表示上运动神经元损害。

10. 戈登（Gordon）征：以手用力挤压腓肠肌并快速松手，引起趾背屈者为阳性体征，表示上运动神经元损害。

11. 弹指反射征：患者腕略伸，指微屈。检查者以左手托住病人腕部，右手拇、示二指挟住其中指，用拇指快速地向掌侧弹拨其指甲，阳性者，各指向掌侧屈曲。因少数正常人可出现阳性，故明显阳性或双侧不对称时，才具有临床意义，表示上运动神经元损害。

12. 罗索利莫（Rossolimo）征：急促地叩击足趾的跖面引起足趾跖屈，即为阳性，表示上运动神经元损害。

13. 拇指随伴运动：又称瓦顿伯格（Wartenberg）反射。检查方法有两种：

（1）检查者一手固定患者前臂，使手掌向上（旋后），另一手四指与患者同手四指互相用力勾拉，观察其拇指动态。

（2）患者双手四指勾拉在一条横杆上，观察其拇指动态。

正常人拇指无反射性动作，或仅有轻微的屈曲动作。若患者拇指出现明显的屈曲和内收动作，即为反射阳性，说明该上肢可能有上运动神经元损害，此反射有时在锥体束损害的早期即可出现阳性。

14. 下肢钟摆试验：患者取坐位，两小腿自然下垂。检查者将其两小腿举起后突然放手，使小腿自然下落。正常人两小腿落下后，可继续前后晃荡，如钟摆样摆动，几次后逐渐减小幅度直至停止，两侧相同，同时停止。双下肢肌张力增高者，其摆动时间远较正常人短暂；一侧肌张力增高时，该侧小腿摆动过早停止，表示上运动神经元损害。

小脑损伤

1. 双指试验：又称双臂试验。患者站立或取坐位，闭眼，双上肢向前水平伸直，握拳并伸出示指。若两手均偏向患侧，提示迷路病变。

2. 指指试验：嘱患者伸直示指，屈肘，然后伸直前臂以示指触碰对面医生的示指，先睁眼做，后闭眼做。正常人可准确完成。若总是偏向一侧，则提示该侧小脑或迷路有病变。也可以患者自己双手本指先相对，然后一手不动，另一手外展后又回到原位，与不动的那只手示指相碰，然后双手交换，依次重复做此试验。

3. 指鼻试验：医生先做示范动作，即将前臂外旋、伸直，然后以示指触自己的鼻尖，先慢后快，先睁眼后闭眼反复做上述动作。正常人动作准确，共济失调患者指鼻动作经常失误，出现手指偏斜和动作性震颤。如睁眼无困难，闭目不能完成，为感觉性共济失调。睁眼、闭眼皆有困难者为小脑性共济失调。

4. 指指-指鼻试验：此试验为指指试验与指鼻试验同时做，试验结果比单独一个试验结果更明显。

5. 辨距不良试验：小脑半球病变者，取物时，其手展开幅度很大，与该物大小极不相称，而且距离不准，往往将物体推翻之后，才能握住，其意义与指鼻试验相同。

6. 费希尔（Fischer）试验；又称手指试验。先在患者拇指的指间关节尺侧缘做一标记，然后让患者该手示指指尖叩击此点。叩击时要连续迅速，每秒3~5次。示指尖抬高1. 5~2 cm，叩击时拇指不准移动。

若有小脑疾患，示指叩击动作缓慢，示指抬高幅度小，节律不规则，叩击部位不准确，过早停止，甚至不能做此动作。上锥体系、间脑或基底神经节损伤者，示指叩击动作也缓慢，幅度小，动作僵硬，而拇指的动作较多，甚至腕关节也参加运动。

7. 轮替动作试验：嘱患者伸直手掌并反复做快速旋前、旋后动作，以观察拮抗肌群的协调动作。共济失调患者动作缓慢、笨拙，一侧快速动作障碍则提示该侧小脑半球病变。

8. 反冲力消失征：患者取坐位，用力屈肘。检查者拉其前臂用力使其伸肘（另手按其肩部保护），然后突然放手。正常人手臂仅稍有反冲现象，不会反击自己身上。若有小脑疾患，因拮抗肌肌张力低下，手臂即反击于自己身上，为阳性。

9. 跟-膝-胫试验：嘱患者仰卧，先将一侧下肢屈曲，足跟置于对侧膝部远端，并沿胫骨前徐徐滑下至内踝，睁眼和闭眼各反复试验数次。共济失调患者（小脑或脊髓后索病变）出现动作不稳或失误。

10. 费希尔（Fischer）跟胫试验：患者仰卧，双下肢伸直，然后提起一足，以足跟连续叩击对侧胫骨粗隆下方，提跟高度约为30cm，每秒叩击2~3次。试验亦可取站立位进行。此试验比跟-膝-胫试验更敏感，特别是小脑疾病患者可出现侧距过远、动作分解和失调。锥体束疾病患者动作缓慢，提高幅度小。

11. 龙贝格（Romberg）征：又称闭目难立征。测试时，嘱患者两臂向前伸平，双足并拢直立或一足置于另一足跟之后站立，然后闭目，如出现身体摇晃或倾斜，则为阳性。仅闭目时不稳提示两下肢有深感觉障碍或前庭疾患，闭目、睁目均不稳提示小脑蚓部病变。

12. 仰卧起坐试验：患者仰卧于硬板床上，不垫枕，双下肢伸直，双手放置胸前，嘱患者不用手支撑自行坐起。若患侧半身肌张力低下（如一侧小脑疾患），在坐起时，同侧下肢也随之举起，称为臀部躯干联合屈曲征阳性。

若一侧大脑疾患，则对侧下肢举起。若为双侧性小脑或大脑运动区病变，则两侧下肢同时举起，如不用双手支撑床面，患者便无法仰卧起坐。正常人在仰卧起坐时可以保持骨盆、下肢不动，膝关节伸直。

大脑性瘫痪

1. 蓝朵反射

（1）婴儿期检查：检查者以手掌托起患儿的胸腹部，使之处于悬空俯卧位，若托起时患儿垂头垂足，反射为阳性，可能是大脑发育不全或大脑性瘫痪的早期表现。正常婴儿在被托起时呈挺胸、仰头和伸腿的姿势，若按头俯屈，婴儿的双侧髋关节亦反射性地屈曲。

（2）学龄期小儿检查法：患儿在坐位时，出现颈背部不能伸直和双臂弯曲，即为反射阳性。若再按其头部使之俯屈，放手时患儿可出现反射性颈项过伸、角弓反张，此征见于大脑性瘫痪的患儿。正常的小儿在坐位时的姿势是头后仰、双臂伸直。

2. 强握反射：又称握持反射。检查者以手指或其他物体触及小儿手掌心，小儿即握紧此物不放，称为反射存在或阳性。3~4 个月之内的婴儿此反射阳性，以后逐渐消失。若以后仍然存在或重新出现，提示其对侧大脑（额叶）有病变（如大脑瘫）。若 3~4 个月之内的婴儿此反射消失，说明该侧肢体可能有瘫痪，如臂丛神经损伤等。

3. 拥抱反射：小儿仰卧，检查者抬起其头与颈部，使上身离开床面约成 30°角（约呈半坐位），然后突然将小儿头放下约 15°（放下高度约数厘米）；也可以将小儿仰卧于桌上，头露在桌边之外，检查者双手将头扶在水平位，然后将头突然放下数厘米；也可以将小儿坐位横置于检查者双腿上，一手保护小儿身体，另一手托住小儿头成水平位，然后再屈曲内收抱在胸前。若下肢也出现伸直动作，并发出哭声，即称为拥抱反射阳性。正常新生儿皆可见此反射，4 个月后消失。若新生儿此反射过早消失，两臂均无反应，说明有肌张力不全或肌痉挛现象存在，提示. 脑损伤或疾患。若 4 个月后此反射仍持续存在，说明脑损伤或脑发育不良，如大脑性瘫痪等。

4. 坐位后仰试验：患者坐在桌边上，双小腿垂于桌下，双手抓住桌边缘，然后慢慢地后仰，直至卧倒。若头虽后仰，但只是腰背部变驼，而无后仰倒之势，同时其下肢也出现紧张伸直状态，即为试验阳性，说明大脑运动K 病损、运动失调。

上肢瘫痪

1. 上肢轻瘫试验

（1）患者站立或取坐位，两上肢向前伸直，前臂旋前手掌朝下。数秒钟后，即可见患肢的前臂呈过度旋前位，或同时小指外展，并可见患肢无力而逐渐下落。

（2）患儿或意识不清躁动的患者，如四肢有偏瘫、骨折或脱位，则患肢活动较少或完全不动。

（3）用针刺痛患肢，如不出现上肢屈曲动作，可能为瘫痪、骨折或昏迷。如小儿该肢感觉尚存在，则可因刺痛而啼哭。

2. 分指试验：此又称手指外展对比法。患儿双手五指分开（外展），两手相合，指指相对，几秒钟后，有轻瘫的一侧手指逐渐并拢（内收）。

3. 肢体坠落试验：患者仰卧，将其两上肢伸直提起与躯干垂直，观察其坠落情况，昏迷患者瘫痪侧迅速坠落而且沉重，常落在自己胸部，而健侧则是向外侧倾倒，坠落速度较慢。如果患肢为轻瘫，则可维持于垂直位一段时间，但比健侧时间短，此项又称肢体坠落试验。

下肢瘫痪

1. 巴雷（Barre）下肢瘫痪试验

方法一：患者俯卧，检查者将其双膝屈曲至垂直位，放手后几秒钟，患肢即逐渐下垂。

方法二：患者俯卧，用力屈膝使足跟碰到臀部，即可看出轻瘫侧的踝关节与趾关节不能用力跖屈。

2. 敏卡锡尼（Mingazini）试验：患者仰卧，髋、膝关节屈曲至直角位，几秒钟后患肢即不能支持下垂，即为试验阳性。

3. 昏迷病人下肢轻瘫试验：将患者下肢屈曲，足跟不离床，然后突然放手。若该肢无瘫痪，则逐渐伸直至原来的位置。若该肢向外侧倒下或下肢伸直处于外旋位，表明该肢有轻瘫。

4. 下肢外旋试验：患者仰卧，双下肢伸直，两足扶直并拢，如下肢瘫痪，则患侧足向外侧倾倒。

5. 三屈征

（1）患者仰卧，双下肢伸直，检查者以针刺痛其下肢，或迅速用力将足趾跖屈。若患者该下肢出现踝关节、膝关节和髋关节屈曲，即称三屈征阳性，又称三屈反射，也称马利-福克斯现象，说明脊髓腰段以上有横贯性（完全性）损害。

（2）患者仰卧，双下肢伸直，然后一侧下肢主动屈髋、屈膝。正常人踝关节也反射性地跖屈，即三屈征阴性。若出现踝关节背屈，即称为三屈征阳性。说明对侧锥体束有损害。如同时出现足极度跖屈和内翻，可能是额叶皮质有病变。

（3）患者俯卧，下肢伸直，然后一侧下肢屈膝。正常人踝关节反射性地跖屈。如屈膝同时出现踝关节背屈和髋关节屈曲的反射动作，即称为三屈征阳性，说明对侧额叶皮质或锥体束病损。

6. 全部反射：又称总体反射或总体屈曲反射。下肢某处稍受震动或刺激，即可引起广泛而显著的肌肉痉挛，髋关节和膝关节屈曲、踝关节背屈（称为三屈征阳性），双下肢内收，前腹壁痉挛，瘫痪区某处皮肤出汗，有时出现反射性排尿、排便、阴茎勃起、血压升高等现象。这种广泛而 a 著的反射就称为“全部反射”。此种反射是由于脊髓反射中枢失去大脑高级中枢的控制，兴奋性增强和扩散的结果。此反射阳性多见于脊髓腰骶段以上完全横断性损害而腰舐段完整者。

7. 皮肤划痕试验：为刺激皮肤引起的毛细血管反射。

（1）皮肤白色划痕反应：用钝头竹签加适度压力在皮肤上划压，数秒以后皮肤就会出现白色划痕（血管收缩），称为皮肤划痕现象。正常持续 1～5 分钟即行消失。如果持续时间较长，提示有交感神经兴奋性增高。

（2）皮肤红色划痕反应：经竹签划压很快出现红色条纹，持续时间较长（数小时），而且逐渐增宽或皮面隆起，则提示副交感神经兴奋性增高。

周围神经损伤或脊髓损伤，节段以下皮肤划痕反应减弱或消失。

8. 发汗试验：伤肢皮肤涂以 1%～2% 含碘溶液，干燥后再撒一层淀粉。然后使患者发汗，淀粉在汗液的作用下变为蓝色。出现周围神经损伤或脊髓损伤时，节段以下分布区无汗或少汗，根据淀粉变色情况，可以做出判断。

臂丛神经损伤

1. 轴索反射试验：以确定牵拉损伤的部位。用 1% 磷酸组胺注射于前臂内侧、桡侧各两处以及手背尺、桡侧各一处皮内（共 6 处），健侧对照。局部血管舒张形成皮丘，并向周围扩散为正常反应。无扩散为阴性，且表明有椎间孔外神经根损伤，轴索反射消失。

2. 神经瘤征：叩击颈部患处，可在该神经分布区感到电击样疼痛，提示神经根有断裂。

腋神经损伤

梳头试验：参见肱二头肌长腱腱鞘炎。

正中神经损伤

1. 握拳试验：患手握拳时，拇指与示指不能屈曲，中指屈曲不完全。

2. 拇指对掌试验：正常拇指对掌运动时，拇指末节指腹可与小指末节指腹面面相对，正中神经损伤时，拇指只能与小指的侧缘相接触，不能与指腹相接触。

3. 拇指与小指尖相对试验：当拇指尖与小指尖相对时，正常此两指末节的中轴（或指甲的中线）可在同一直线上。如拇指不能对掌，拇指尖只能对小指尖的一侧，则两个中轴线不在同一直线上，有交角。

4. 两手互握试验：患者取坐位，两肘支于桌上，两手举起，手指交叉互相握手，即可见其患侧示指、中指不屈曲。

5. 屈指试验：检查者将患手举起，固定示指近侧指间关节使之伸直，然后让患者主动屈曲远侧指间关节，若正中神经损伤，则不能主动屈曲；或将患者手掌平放于桌面上，五指张开，然后五指做搔抓桌面的动作，即可见其示指不能搔抓。此征阳性说明损伤部位在前臂以上，引起指深屈肌麻痹。

6. 拇指屈曲试验：患者手放于桌上，手掌朝上。检查者固定拇指掌指关节于屈曲位，然后让患者主动屈曲指间关节；或检查者用右手示指顶住患者拇指末节指腹做对抗，嘱其抗阻力地屈曲指间关节，如无力或不能屈曲，说明拇长屈肌无力，正中神经损伤部位可能在肘部以上。

7. 拇指小指夹纸试验：嘱患者患手拇指与小指夹一张纸片，检查者如能轻易抽出纸片，即为试验阳性，说明拇指对掌肌无力。

8. 瓦顿伯格（Wartenberg）试验：患者取坐位，双手四指并拢，拇指桡侧外展，然后两手示指及拇指尖侧面相靠拢，放在自己面前，可见患侧拇指无力外展而逐渐变内收姿势。

肩关节外展试验：参见肩胛骨颈部骨折。

尺神经损伤

1. 花托试验：患手五指不能汇拢呈花托状，故不能托起一只水杯。

2. 夹纸试验：将一纸片放在患手两指之间，嘱患者用力夹紧，如检查者能轻易抽出纸片，即为试验阳性，说明掌侧骨间肌无力。

3. 弗罗门（Fromen）试验：又称持板试验。患者用拇指与示指夹住木板的边上，要求拇指伸直放平，即可见患侧拇指指间关节仍处于显著屈曲状态，这是由于拇内收肌无力，拇长屈肌作用加强所致。

4. Forment 试验：嘱患者用双手拇指、示指夹持同一纸片，患侧拇指末节若出现屈曲状，即为阳性，说明拇内收肌麻痹。

5. 小指外展试验：患者五指并拢，手掌朝下，平放桌上，然后小指做外展和内收动作，若患侧小指不能外展即为试验阳性。

6. 握拳试验：患手握拳时，小指与环指无能力屈曲。

7. 小指屈指试验：患者手掌朝下，平放于桌上，五指伸直，然后各指做搔抓桌面动作，如小指不能搔抓，即为试验阳性，或将患手举起，检查者固定环指、小指近侧指间关节于伸直位，然后让患者屈曲环指、小指的远侧指间关节，即可见两指末节不能主动屈曲。

8. 拇指-示指指尖相对试验：拇指尖与不指尖不能相碰构成“O”形姿势。

桡神经损伤

1. 握拳试验：患手握拳时，拇指不能与其余四指相对，只能靠在示指的桡侧。握拳时其腕关节不能背伸而使垂腕更加明显。

2. 合掌分掌试验：患者双手五指伸直并拢，合掌举起于胸前，然后腕部仍然相贴，指与掌分开（即背伸腕关节和掌指关节）。如见患手无能力分掌，而是弯着手指并沿着健侧手掌向下滑落，即为试验阳性。

3. 拇指外展背伸试验：患者双手举起于面前，手掌向前，四指伸直，拇指外展，双手并排，即可见患侧拇指处于内收位，不能外展和背伸。

坐骨神经损伤

损伤后表现视损伤平面而定。在骨盆出口处断裂，引起股后部肌肉及小腿和足部所有肌肉全部瘫痪。大腿后侧、小腿后侧及外侧和足部感觉全部消失；膝关节不能屈曲，踝关节与足趾运动功能完全丧失。足部出现神经营养性改变。膝部和小腿部损伤，则分别表现出胫神经和腓总神经受损的表现。

胫神经损伤

1. 背屈踝试验：又称 Sicard 征。检查者用力将患侧踝关节背屈，若腘窝及小腿后侧疼痛，即为试验阳性，提示胫神经损伤。

2. 背屈趾试验：又称 Turirni 征。检查者骤将患侧趾背屈而使其上翘，若腓肠肌内疼痛，即为试验阳性，提示胫神经损伤。

股神经损伤

损伤后主要临床表现为股四头肌麻痹所致膝关节伸直障碍及股前和小腿内侧感觉障碍。

腓总神经损伤

踝跖屈试验：患者仰卧位，双下肢伸直。检查者骤将患侧踝关节跖屈，若出现腘窝及小腿前外侧疼痛，即为试验阳性，提示腓总神经损伤。

尺、桡动脉损伤

动脉压迫试验：让患者紧握双手驱出血液，检查者以双手紧压患者双侧桡动脉，阻断其血液循环，再让患者放松双手，观察手部血充盈情况，从而判断尺动脉有无栓塞或断裂。用此法同样可检查桡动脉。

下肢供血不足

1. 姿势性肤色改变试验：患者平卧，下肢伸直抬高 45°，正常情况下肢体保持淡红色或稍苍白，当动脉血供减少时，肢体远端即现苍白，可嘱患者在肢体高举的状态下两足反复伸屈运动 30 秒后再观察，如运动后出现苍白色，表示跖面苍白试验为阳性。如有广泛性动脉血供不足，则呈均匀性苍白，若为局限性动脉损伤或闭塞，则呈片状或不规则的苍白。

2. 肢体下垂试验：正常人由抬高肢体所出现的肤色改变在肢体下垂后 10 秒内可恢复正常，如恢复时间延迟 45~60 秒或更长，则表示有动脉血供障碍。当肢体持续处于下垂位时，正常情况下，肤色无特殊改变或仅出现轻度发绀，如足的远端有重度发绀，则提示局部血液循环障碍；若肢体下垂立刻发绀，多表示浅层血管张力丧失或减低。

3. 反应性充血试验：先将肢体浸泡于35 ℃温水中10分钟以消除血管张力，使肢体小动脉扩张，然后再抬高肢体使血液排空，于抬高位在肢体近端扎以止血带，并加压至患肢收缩压以上，以阻断血流，最后放平肢体，5分钟后解除压力，注意观察肢体肤色的改变。正常时肢体在暂时缺氧的情况下再通血，止血带以下皮肤立现泛红，并均匀迅速地向远端扩展。在有动脉病变时，充血现象可延迟出现，扩展缓慢，也可出现青紫色或斑块状，这样充血的消退也延迟。

4. 下肢体位试验：抬高患肢30~60秒，足跖面苍白，随之将患足下垂，足呈紫红色或静脉充盈时间15秒以上时为阳性。说明该肢体供血明显不足。

小腿深部静脉栓塞

1. Rerth试验：用止血带扎于患者小腿中上段，令其行走数十步进行观察。

（1）如深静脉良好，则浅静脉血可向深静脉回流，浅静脉呈萎缩状态。

（2）如深静脉有血栓形成，则回流受阻，浅静脉呈怒张表现。

（3）如深静脉畅通，但瓣膜不全，则运动后可完全排空，但一旦停止运动，即刻又会充盈。

2. 霍曼斯征：检查者将患肢稍抬高，膝关节伸直，做强烈的踝关节被动背伸运动，使小腿后方组织受到牵拉，如有小腿后疼痛，为阳性。见于腓肠肌深部静脉栓塞。

3. 纽霍夫征：病人仰卧，膝关节屈曲，足底平放于检查桌，腓肠肌放松。检查者用手指摸腓肠肌深部，如有增厚浸润感和触痛，即为阳性，提示深静脉血栓形成。

四肢长管状骨骨折

骨传导试验：以震动的音叉放在两侧肢体远端对称的骨隆起处，或用手指或叩诊槌叩击该处，另将听筒放在该肢体近端对称的骨隆起处，听骨传导音的强弱，并与健侧对比其音调。正常骨传导音清脆，骨折时，由于骨传导不良，传导音变钝。

儿童骨骺损伤

损伤角征：亦称 Thurston-Holland 征。在 S-H Ⅱ型骨骺损伤的 X 线片上，干骺端有一三角形骨片连同骨骺一起移位，称损伤角征。

四肢肌无力

1. 巴雷征：见下肢瘫痪部分。

2. 麦卡兹尼征：让病人仰卧抬腿，髋、膝各屈曲 90°。患侧下肢逐渐下垂或摇摆不稳为阳性。运用此法可检出轻微的肌力减退者。

进行性肌营养不良

高尔斯征：病人由卧位起立时，需先翻身俯卧，以四肢支持躯干，然后再以两手扶持下肢才能逐渐立起，见于进行性肌营养不良。

佝偻病

1. 克沃斯特征：用手指或叩诊锤叩击耳前的面神经，引起面肌收缩为阳性，见于佝偻病。

2. 特鲁索征：用手紧握患儿上臂，引起手部肌肉抽搐为阳性，见于佝偻病。

第四节　骨科的X线检查

骨本身密度很高，与周围软组织有良好的自然对比度，所以X线检查是临床骨科最重要的检查方法之一。常规X线检查方法包括透视和摄片，必要时可辅以特殊检查（如造影、CT或MRI）。其意义有：①判断病变的有无，观察病变的进展，证实或核正初步诊断意见。②确定病变的位置、大小、形状、性质以及和邻近组织的关系。③判断骨龄，了解骨骼的生长发育情况。④指导骨折和脱位的整复、牵引、固定及其他治疗措施。⑤术后复查，判定疗效。⑥用于疾病的鉴别诊断。⑦帮助术中定位。

常规X线检查方法

（一）透视

1. 适应证：透视检查方法不能留下记录，判定病变有无进展时，缺少原始记录对比，且对病人和医生有辐射损伤，并非骨科常规X线检查，仅限于骨折、脱位的修复和火器伤时寻找金属异物和定位。

2. 注意事项：使用透视检查时，首先要加强防护，用小照射野，透视时间要短，尽量减少 X 线照射，切忌在透视下进行骨折整复。

（二）X 线片

骨关节的 X 线检查方法主要是摄片，通过观察骨的密度、皮质形态，对大多数骨关节疾病可做出定性、定量、定位的初步诊断。X 线片可以保存，治疗前后可以对照比较，并能动态观察某些疾病的演变情况。

1. 常规 X 线摄片位置

（1）正、侧位片：一般部位均采用正、侧位投照。

（2）正、斜位片：当侧位投照有过多的骨骼影像相互重叠时，应采用斜位。

（3）正位片：适用于骨盆、髋、肩及锁骨等，首先只照正位，如有需要再加照其他位置。

（4）侧位片：适用于跟骨、髌骨等，需要时再加照轴位。

2. 特殊 X 线摄片位置：当常规摄片位置不能清楚显示病灶时，需加特殊位片才能很好地显示。

（1）轴位：X 线方向与骨长轴平行，以反映该部位全貌，如髌骨、跟骨等。

（2）开口位：适用于颈椎正位观察第 1、2 颈椎，减少下颌骨的重影。

（3）后前斜位：疑有股骨头后脱位时采用此位置摄片。

（4）穿胸位（肱骨头颈侧位）：观察肱骨上端骨折对位、对线情况。

（5）屈膝位：用以了解股骨髁间窝病变。

（6）双侧对比位：为明确病变性质或对一侧病变有疑问需排除正常变异时，加拍对侧片对比。

（7）功能位（脊椎运动 X 线检查）：为了解椎间盘退变情况、椎体稳定性，取侧位脊椎过伸、过屈位摄片，对诊断很有帮助。

（8）左、右侧弯位：配合正位片，检查特发性脊柱侧弯，确定主弯及代偿性侧弯。

(9) 安氏位：检查跟距关节跟骨载距突与距骨侧突间有无畸形。

特殊X线检查方法

1. 体层摄影：体层摄影系通过一定装置使人体某一层组织清晰显影，而其他层次的影像则模糊不清，可以减少重叠影像，显示常规摄片所不能显示的细微病变。临床上主要用于寻找平片显影不良或临床上有病变的客观表现，但普通X线不能显示的微小病灶。骨肿瘤早期采用体层摄影检查，对明确病变性质、范围、程度等，有重要意义，并且能够显示常规摄片不能显示的细小骨质破坏。对于显示慢性骨髓炎的死骨也很有价值。

2. 放大摄影：直接放大摄影是根据焦点、物体及胶片间的几何关系增加物片距离使X线影像直接放大的摄影技术，通常放大倍数为1.5或2倍。间接放大影像是普通X线片通过光学放映机进行放大观察，可将影像放大4~10倍，用于观察骨骼细微结构和轻微变化，特别是细微的骨小梁早期脱钙、骨皮质侵蚀及关节面的早期破坏等，做出早期诊断。在血管造影中，亦可将细小的微血管放大使之清楚易见。

3. 立体摄影：立体摄影可获得立体影像，即三维成像，主要用于观察结构复杂或厚密部位的病变深度和范围。

4. 四肢长度测量：四肢长度测量适用于骨骺病变引起双侧肢体长度有差异，拟行手术需要精确测量其长度者。

5. 应力下摄片（强迫位摄片）：应力下摄片适用于X线平片检查不能显示的关节松弛及关节脱位，最常用于膝、踝关节。检查时采取强迫位置，将被检查肢体放在正位，强迫内翻、外翻足，分别摄片，以了解关节解剖关系有无变化。腰椎在过屈、过伸位拍片，可以排除因椎间盘退变造成的假性脱位。

骨关节基本病变的 X 线表现

1. 骨基本病变的 x 线表现

（1）骨质疏松：指单位体积内正常钙化的骨组织减少，但单位重量骨内钙盐含量正常，X 线表现为骨的透亮性增强、骨密度降低、骨皮质变薄。

（2）骨质软化：指单位体积骨组织内矿物质含量减少，单位重量骨内钙盐含量亦减少，X 线表现与骨质疏松有许多相似之处，如骨密度降低、骨小梁模糊、骨皮质变薄。此外，骨压缩变形、假性骨折线的出现是其特征表现。

（3）骨质增生：亦称骨质硬化，指单位体积内骨盐增多，X 线表现为骨的密度增高、骨皮质变厚、骨小梁增粗、髓腔变窄甚至消失。

（4）骨质破坏：原有骨组织被炎症、肿瘤、肉芽组织取代而消失，称之为骨质破坏。X 线表现为骨小梁中断、消失，出现局部性密度减低区。良性骨肿瘤或瘤样病变边界清楚，恶性骨肿瘤或急性骨髓炎则表现为斑片状或溶骨性破坏，呈弥漫浸润性，边缘模糊，界限不清。

（5）骨质坏死：指骨的一部分失去血供而发生的病理性改变。骨坏死发生 1~2 个月后，X 线检查才有阳性表现，初期可见骨密度相对增高，中期死骨区表现骨质疏松及囊状破坏，晚期发生骨质破坏。

（6）骨膜反应：骨膜受刺激后骨膜增生，形成骨膜新生骨称为骨膜反应，X 线表现多种多样，可见单层、多层、葱皮样、花边样、日光放射样骨膜反应。

（7）骨或软骨内钙化和骨化：X 线表现为局限性颗粒状、斑片状或无结构的致密阴影。

2. 关节基本病变的 X 线表现

（1）关节肿胀：X 线片可见局部软组织密度增高。

（2）关节积液：表现为关节间隙增宽，与健侧对比有助于诊断。

（3）关节破坏：关节内软组织破坏时，X线表现为不同程度的关节间隙狭窄。累及软骨下骨时，X线表现骨质密度减低，以后逐渐发展至骨性关节面模糊、中断或消失。

（4）关节强直：纤维性关节强直X线表现为关节面模糊，关节间隙不同程度变窄，但关节间隙不消失。骨性强直X线表现为关节间隙明显变窄甚至消失。

关节造影

由于关节内结构为软组织密度，缺乏自然对比，选用关节造影可以了解普通X线难以显示的关节软骨、软骨板或韧带的损伤、关节囊病变以及关节结构的变化。当有化脓性炎症，关节面骨折或关节内出血时，禁用此项检查。关节造影最多用于检查膝关节半月板或交叉韧带的损伤，其次是肩关节和腕关节。造影剂可选用气体或有机碘溶液，前者称为阴性造影，后者称为阳性造影。现在多使用双重对比造影，即同时选用气体和有机碘溶液，它具有反差大、对比度强的优点；但需做碘过敏试验，阳性者禁用。

【膝关节造影】

1．适应证

（1）疑有膝关节内损伤性疾患：半月板损伤、交韧带损伤、关节囊和内侧副韧带断裂。

（2）半月板畸形或囊肿。

（3）关节内游离体。

（4）剥脱性骨软骨炎。

（5）滑膜肿瘤。

（6）窝囊肿。

（7）其他已确定为膝关节内疾患，但不能肯定其性质或部位者。

2. 造影方法：病人仰卧位，取髌骨内上或外上角为穿刺点，严格无菌操作。局部麻醉（局麻）下用10~20号穿刺针刺入关节囊，回抽无回血，注入造影剂。气体造影剂常选用过滤空气、氧气或二氧化碳，用量为80~120 mL。阳性造影影剂选用35%~50%的有机碘制剂10 mL。双重对比造影时先注入碘剂8~16 mL，并随即注入10~20 mL气体。注入空气后应防止气体自针眼处外溢。

3. 摄片

（1）阴性造影：患者取俯卧位，分别于外旋位、内旋位、中间位三个位置投照。

（2）阳性造影：取俯卧、仰卧位，分别投照正位、内旋位、外旋位共6张。

（3）双重对比造影：取侧卧位，行水平投照内、外侧半月板，应于内旋位、外旋位，中间位分别投照。

（4）疑有髌骨或髌上囊病变，应摄加强侧位片。

4. 造影征象：正常膝关节造影片，可清楚显示内、外侧半月板及关节软骨、滑囊、髌下脂肪垫、交叉韧带等结构。如有损伤或病变时，可相应出现充盈缺损、造影剂断裂等征象。

【肩关节造影】

1. 适应证：肩部疼痛和或运动障碍疑有下列疾患者：

（1）肱二头肌长头脱位或断裂。

（2）肩袖破裂。

（3）关节囊破裂。

（4）冰冻肩。

（5）习惯性肩关节脱位。

2. 造影方法：病人仰卧位，掌心向上，常规消毒、局麻后用20号腰穿针于喙突下一横指垂直刺入，针头触及肱骨头或关节盂时退出，再沿肱骨头或盂缘进入关节腔，注入有机碘造影剂15~20 mL。冰冻肩时只需注入10 mL。

3. 摄片：于肩关节内旋30°、外旋30°，前、后位各一张及肩关节轴位片一张，共5张。

4. 造影征象：造影剂充满整个关节，关节囊呈袋状密度增高影。在外旋30°位及后前位上，关节囊呈半圆形充盈。内旋30°时，则呈圆形或卵圆形。肱二头肌长头肌腱周围的滑膜鞘充盈后，在外旋30°位后前位片上显示为弯曲管状阴影，中央密度减低区为肱二头肌腱阴影脱位或半脱位。

【髋关节造影】

1. 适应证

（1）主要用先天性髋关节脱位的检查。

（2）帮助了解以下病理性髋关节情况：①髂腰肌和关节囊的关系。②盂唇及股骨头软骨部的情况。③股骨头大小、形态。④关节囊的改变。⑤髋臼软骨情况。⑥关节内韧带情况。⑦髋臼内容物。

2. 造影方法：患者取仰卧位透视定位，找到股骨颈连接处内下缘，并在皮肤表面做标志。常规消毒后，在麻醉穿刺点局部和关节囊周围，以19~20号穿刺针按皮肤标志垂直刺入直达骨面，进入关节腔后即可注入有机拱造影剂2~5 mL。

3. 摄片：髋关节正位拍片，必要时加拍外展外旋位片。

4. 造影征象

（1）正常髋关节：股骨头呈圆形，其弧度与髋臼的孤度相对应。髋臼底部造影剂分布均匀，多无积聚，亦无任何充盈缺损。髋臼缘可盖住股骨头外上部分，无增厚或内折，亦无圆韧带肥大等征象。

（2）先天性髋关节脱位时，关节囊狭长呈葫芦状填髋臼底，有充盈缺损。

【窦道及瘘管造影】

1. 适应证

（1）探测窦道或瘘管的位置、来源、范围、行程及与体内感染灶的关系，如慢性骨髓炎及骨结核伴有难以愈合的窦道或瘘管手术时定位。

（2）了解创伤或手术并发的窦道或瘘管以及与邻近组织或器官的关系。

（3）先天性瘘管或窦道需行手术治疗时，帮助了解其行程和分支情况。

2. 禁忌证

（1）造影部位有急性炎症。

（2）碘过敏者禁用碘造影剂，可换用钡胶造影。

3. 造影方法：注射造影剂前首先吸净瘘管或窦道内的分泌物。用刺激性和毒性小的造影剂，直接或经导管间接注入，稍加按压，注射器或导管不抽出，防止造影剂外溢。透视见瘘管或窦道完全充盈后拍摄正、侧位片。

【血管造影】

血管造影多用于四肢血管，对骨骼肿瘤的良、恶性鉴别有重要意义，近年来也用于烧伤、脉管炎及断肢再植等。

（一）四肢动脉造影

1. 适应证

（1）肿瘤与炎症：良性骨肿瘤与恶性骨肿瘤的鉴别，了解病变原发于骨本身还是软组织和血管，病变是否侵及骨骼。

（2）明确骨肿瘤软组织受累范围，显示肿瘤与血管的关系及主要供血动脉的走向。

（3）骨肿瘤切除术后疗效观察，根据血管重建情况评估治疗后残留或复发性骨肿瘤。

（4）伴有血管损伤的四肢或骨盆骨折的术前定位和术后疗效观察，如血管成形术后。

（5）闭塞性动脉疾患，如血栓闭塞性脉管炎。

（6）其他：夏科关节、骨缺血性坏死和骨萎缩等。

（7）其他血管疾患，如动脉瘤、动静脉瘘等。

（8）恶性骨肿瘤行动脉插管造影的同时可以做放射和化学治疗，如动脉灌注化疗药物和动脉栓塞等。

2. 禁忌证

（1）碘过敏者。

（2）肾功能不全影响造影剂排出者。

（3）一般情况差难以耐受者。

（4）严重高血压或凝血机制有异常者。

（5）穿刺部位有感染者。

（6）可能导致肢体缺血坏死或原有病变恶化者。

3. 造影方法：有直接穿刺法、切开暴露动脉穿刺法及插入导管法三种方法，造影剂常用60%泛影葡胺，造影前做过敏试验。上肢造影剂用量为10~15 mL，下肢用量为20~30 mL，要求在3~5分钟内注完，动脉插管应在透视下进行。

4. 造影征象：病变造影表现，基本上有三种变化：①血管形态变化。②肿瘤血液循环及血流动力学改变。③邻近血管的移位情况。

良性骨肿瘤压迫邻近血管发生移位呈握球状，恶性骨肿瘤可见到丰富的血管呈团块、网状增粗扭曲并出现肿瘤湖。肿瘤术后复发者通过造影可排除血肿、感染或纤维化，有助于确诊。

（二）椎动脉造影

椎动脉造影可以协助了解椎动脉受压、狭窄的原因，为临床检查难以确定的椎动脉型颈椎病提供有价值的资料，并可为手术减压提示正确的病变部位和范围。

【脊髓造影】

脊髓造影又称椎管造影，是检查椎管疾病的一种重要检查方法。将造影剂注入蛛网膜下腔，透视观察其充盈和流动情况，拍片了解脊髓的外形、大小，椎管通畅性，梗阻部位、范围、性质等。

1. 适应证

（1）采用其他检查手段不能明确定位的髓内或髓外阻塞性病变，如肿瘤、蛛网膜炎等。

（2）临床检查性质不确定的髓内、髓外或椎管结构的病变。

（3）多节段神经损害。

（4）外伤性截瘫。

（5）血管畸形。

（6）椎间盘后突及黄韧带肥厚。

（7）为确定某些椎板切除术后病变复发的原因。

2. 禁忌证

（1）全身情况差，不能耐受者。

（2）严重高血压或凝血机制异常者。

（3）椎管内出血。

（4）穿刺部位有炎症。

（5）碘过敏者。

3. 造影剂选择：有机碘造影包括碘水、碘苯酯和非离子型摁液，后者包括 Amipaque、Lsovist、Ominipaque 等。从临床应用效果看，Ominipaque 是迄今为止最理想的造影剂。

4. 造影方法

（1）上升性造影（腰椎穿刺造影）：严格无菌操作。侧卧位，经腰椎进入蛛网膜下腔，用持续的平均压力和速度注射造影剂。改为仰卧位，然后逐渐抬高足端床面，使造影剂缓缓上行充填，显示椎管内结构。取侧位、斜位或俯卧位观察造影剂在髓腔内流动的情况以及有无充盈缺损，术后应平卧 24 小时。

（2）下行性造影（小脑延髓池穿刺造影）：当要观察阻塞性病变上缘或因局部有炎症不适于腰穿上行性造影时，选用下行性造影。方法与腰穿造影基本相同，但应抬高头端床面使造影剂下行。

5. 摄片：先在透视下观察，如发现梗阻，摄取阻塞端正、侧位局部片。观察椎间盘后突情况时，还需加拍俯卧位水平侧位片。此外，还可根据病变性质和位置做其他位置的摄片检查。

6. 造影征象：造影剂呈条带分散成细珠状向前移动，到顶点汇合成柱状。柱状影的中央有比较透明的带状影，即脊髓影像，正位 X 线片上呈现与椎管相一致的节段性变化。当有梗阻时，可有相应的充盈缺损、造影剂中断等征象。

7. 椎管造影在现代骨科中的地位：随着 CT、MRI 广泛应用于临床，椎管造影目前已较少应用。CT 能观察椎管内结构或病变的横断面特征，易于显示病变累及范围，特别是针对椎管外的病变范围，是椎管造影无法比拟的。但 CT 扫描时需初步定位，对多节段的病变诊断率不高且易漏诊，椎管造影可以为 CT 检查提供定位依据。MRI 可以同时矢状面成像，能够显示一段或多段椎管，兼有 CT 和椎管造影的优点；可以作为检查椎管疾患的首选影像诊断方法，但由于费用昂贵，设备不普及，应用受到一定限制。这三种检查方法提供的信息可以相互补充。非离子型碘制剂椎管造影在相当长的时间内仍是一种重要的椎管检查方法。

第五节　骨科的CT检查

CT（computer tomography，CT）是20世纪70年代初发展起来的一门新的放射诊断方法。它将X线与电子计算机结合起来，并将影像数字化，彻底改变了传统的、直观的影像学方法。CT在骨关节系统的应用日益普及，并且在很多方面体现出其独有的优势。随着CT机器不断改善，其应用范围还会进一步扩大。CT在骨骼系统主要用于：

1. 外伤：多用于脊柱、骨盆和髋关节等深部外伤。能清楚显示骨折碎片、移位、神经受压情况和血肿的大小，对肌腱、韧带、半月板撕裂和盘状半月板诊查也有很大帮助。

2. 脊柱疾患：CT能准确地观察椎管的形状和大小、椎骨及椎间关节的结构，以及椎管内、外软组织的情况，大大提高了对脊柱和椎管内外病变的诊断水平。增强扫描能进一步提高CT对脊髓神经根病变的敏感性。应用CT以检查下列脊柱疾病：

（1）寰枕畸形。

（2）椎管狭窄。

（3）椎间盘突出及椎间盘退变。

（4）脊柱结核。

（5）脊椎滑脱。

（6）颈椎后纵韧带钙化。

（7）侧隐窝及椎间孔狭窄症。

3. 软组织肿瘤、骨肿瘤及肿瘤样病损：CT能很好地反映病变的大小、位置、骨皮质完整性，骨内外浸润的范围，肿瘤和周围软组织、血管和神经的关系，瘤内成分及关节软骨是否受累等。

4. 骨和软组织感染：包括骨髓炎、关节炎、软组织脓肿。

5. 其他：CT 可早期显示骨关节退行性变，确定先天性骨与关节异常。

6. 几种特殊的 CT 扫描技术

（1）计算骨矿物质量（定量 CT）：骨密度测量技术是一种非创伤性骨矿物质含量的分析方法。可进行活体的骨密度测量，测量骨折发生的危险性。

（2）关节造影 CT：关节腔内注入造影剂再进行关节 CT 扫描，能获得更多且更清楚的影像信息，称之为关节造影 CT，多用于肩、膝关节。可以显示关节软骨的形态、关节腔内少量积液及滑膜增生粘连情况，也可用以显示出关节周围软组织损伤，如肩袖损伤、髌腱肥厚等。

（3）脊髓造影 CT：可以显示各种脊髓病变，如脊髓空洞症、肿瘤及多种先天性发育畸形。

（4）CT 引导下介入放射学：CT 引导介入放射学的开展，近年来获得了飞速发展，并且日益引起人们的重视。①CT 引导下针刺活检：CT 能发现早期细小病损，定位准确。②经皮椎间盘切除术：具有痛苦小、并发症少的优点，但应严格掌握适应证，以年轻人单发中央型椎间盘突出效果最佳。③CT 引导下摘除慢性骨髓炎、骨结核并发的骨内细小死骨。④CT 引导下异物定位与摘除：肌肉或软组织内小的异物在手术取出时极难找到，CT 能良好定位。

第六节　骨科磁共振成像检查

磁共振成像（magnetic resonance imaging，MRI），它可以多层面、多序列成像，对发现脊髓和髓核病变有很大潜力，对诊断骨关节疾患显示出越来越重要的作用。MRI 显示关节结构清晰，可以三维成像，已全面替代髋关节、膝关节及腕关节造影检查，但病人经济负担加大。目前公认 MRI 较 CT 好，也比脊髓造影优越，可以作为检查脊髓和髓核的首选影像诊断方法。

MRI 对骨骼、肌肉、韧带、软骨、脂肪等产生的信号强弱不同，使之产生固有的精确的对比度。在MRI图像上，骨皮质信号极弱，肌腱、韧带、纤维软骨为低信号强度，肌肉、关节透明软骨为中等信号强度，骨髓腔和皮下脂肪呈高信号强度，脊髓表现为中等信号强度，周围为低信号强度的脑脊液、硬膜囊和硬膜外组织结构（包括后纵韧带和椎体骨皮质）。体内血液正常流动时不产生信号，一旦流动减慢或停止，则产生增强信号。

MRI可显示关节软骨、软骨盘、肌腱、韧带、滑膜等，特别适用于各种损伤，对膝关节半月板准确性较高，对滑膜病变也有较高价值，还能显示膝关节脂肪垫的结构和血管形态。

MRI对软组织和骨肿瘤，可显示肿瘤的范围、确定肿瘤的解剖部位、肿瘤侵犯范围及瘤体与血管、神经、脂肪的关系以及有无出血和坏死。MRI能清楚地显示髓内界限，但不能显示钙化和骨膜反应。

MRI对骨和软组织炎症高度敏感，股骨头缺血性坏死早期病变仅有脂肪组织发生坏死时，MRI检查就可有阳性发现，为防止病变的进一步演变就可使用MRI。

脊柱是MRI临床应用的主要部位，可获得直接多平面图像，能直接观察脊髓和神经根及椎管内的病变情况。

定量MRI（QMRI）是通过研究骨小梁与骨髓各界面磁场梯度以评价骨小梁之间排列的一种检查方法。虽然目前尚未应用于临床，但将对改变骨质疏松的活体诊断产生重大突破。

骨关节影像学诊断方法各有优缺点，不能相互替代，传统X线检查仍是最重要的检查方法。在此基础上选择其他方法，可相互印证、相互补充，取长补短则更可能发挥诊断作用，为临床检查提供更全面、更有价值的资料。

第七节　放射性核医学检查

放射性核素骨扫描是利用亲骨性放射性核素及其标记物注入机体在骨骼和关节部位浓聚的方法，通过扫描仪或γ照相机探测，使骨和关节在体外显影成像，以显示骨骼的形态、血供和代谢情况，这是一种比较新的辅助检查方法。

骨骼的放射性核素检查

【骨显像原理】

骨组织主要由有机物、无机物和水组成。有机物主要是胶原纤维。无机盐中45%是无定形的磷酸钙，其余均为羟磷灰石结晶。每克晶体的总面积可达300 m^2，成年人全身骨骼的晶体总面积可达3×10^6 m^2，它犹如一个巨大的离子交换柱结构，能与组织液中可交换的离子进行交换。目前认为，放射性核素进入骨组织的途径有：

1. 离子交换。
2. 化学吸附。
3. 与有机成分结合。

【骨显像方法】

可用扫描机或γ照相机。受检病人无需特殊准备，成人静脉注射骨显像剂，间隔一定时间后显像，由于骨显像剂的不同，间隔和时间也长短不一。检查取合适的体位，应包括相对的健侧或健段，以便与患侧或患段相比较。骨动态显像时需要相应的特殊器械设备。

【骨显像剂】

放射性核素是显像的必要药物，理想的骨显像剂必须符合下列要求：

1. 亲骨性强。
2. 在体内血液清除率快。
3. 射线能量合适。
4. 对人体的辐射剂量低。
5. 使用方便，价格适宜。

目前临床上使用的骨显像剂主要是^{99m}Tc 和^{113m}In 的标记化合物。

【适应证】

（一）首选适应证

1. 恶性骨肿瘤：用以判断病变的边界和跳跃病灶，寻找和排除全身其他部位的恶性肿瘤有无骨转移，以帮助疾病分期和确定治疗方案。
2. 临床疑为急性骨髓炎而 X 线检查正常者。
3. 观察移植骨的血供和成骨活性。
4. 观察股骨头的血供情况。

（二）作为辅助诊断手段的适应证

1. 诊断各种代谢性疾病和骨关节病。
2. 诊断应力性骨折。
3. 判断骨折是否为病理性。
4. 放射治疗照射野的确定。
5. 估计骨病治疗的疗效。
6. 椎体压缩骨折时间的估测。

7. 鉴别非风湿性疾病引起的血清碱性磷酸酶（AKP）升高。

8. 确定骨病区范围。

骨显像一般比X线检查所显示的范围大，能真实地反映出病变浸润的范围。

【骨显像临床应用】

1. 骨肿瘤：骨动态显像早期血流相有助于良、恶性骨肿瘤的鉴别。良性骨肿瘤在血流相时病变部位不出现放射性增高或仅有轻度增高，恶性骨肿瘤则可出现明显的放射性核素浓聚。

（1）高度浓集：多表现在骨肉瘤、Ewing肉瘤、皮质旁骨肉瘤、骨化性纤维瘤、骨巨细胞瘤、骨软骨瘤、骨样骨瘤、嗜酸性肉芽肿和骨囊肿等。

（2）轻度浓集：多表现在软骨肉瘤、多发性骨髓瘤、内生软骨瘤。

（3）基本正常：多见于成软骨细胞瘤、软骨瘤、非骨化性纤维瘤、软骨黏液样纤维瘤、骨瘤。

良性骨肿瘤诊断，主要依靠X线检查，CT和MRI可作为辅助性方法。放射性核素骨显像的特异性和灵敏度均不大，应用受到一定限制。而对恶性骨肿瘤，放射性核骨显像较X线检查早2~3个月就可见异常，且能发现X线表现为正常的病灶，对恶性骨肿瘤的临床分期及治疗计划的制定、疗效评价及转移瘤的定位等方面均有重要价值。

2. 转移性骨肿瘤：放射性核素骨显像具有高度敏感性，在临床应用上具有特殊的诊断价值。骨显像对转移性骨肿瘤的诊断主要用于：

（1）恶性肿瘤患者不论有无骨痛、有无X线检查异常，为明确有无骨转移。

（2）对已知有骨转移的肿瘤患者确定有无未知的转移灶。

（3）X线检查怀疑有骨转移的病人：目前，全身骨扫描已成为恶性肿瘤病人治疗前后随诊的常规定期项目，是一种简便、安全、灵敏的诊断手段。

3. 急性血源性骨髓炎：骨显像是骨髓炎早期敏感的诊断方法。一般 X 线检查 2 周后才发现骨质异常，而骨显像通常在发病后 2 天就可见到病变处出现局限性放射性浓聚的“热区”，随时间的延长而增加，少数病灶为“冷区”。骨显像还可提高骨髓炎与蜂窝织炎的鉴别。后者放射性核素呈弥漫性浓集，并随时间的延长局部放射性逐渐降低。

4. 移植骨成活的判断：骨移植术后及时了解移植骨的血供和新骨生成情况对临床有重要意义。骨显像对判断移植骨是否存活有独特价值，较 X 线检查能更早、更准确地提供有关信息，且可进行一系列观察、随访。如果移植骨放射性增高（呈“热区”）则为移植骨存活，反之则移植骨未成活。

5. 股骨头缺血性坏死：X 线检查股骨头缺血性坏死缺乏特异性，发现时已是较晚期或病变比较严重。骨显像在这方面优于 X 线，它能早数月发现异常征象。早期表现为放射性核素减低区，晚期则呈“炸面圈”样改变，即股骨头中心放射性仍减少，而周边放射性增多。骨显像还可用于肌骨瓣植入术或旋股外侧动脉植入术后的长期随诊和疗效评价。

6. 骨折：对应力性骨折、病理性骨折及手、足、颅骨、肋骨等处的骨折灵敏度高，外伤后数小时内骨显像即可出现异常的放射性浓聚，而 X 线检查在较长时间内也往往不能发现异常，容易漏诊。若外伤后几天，骨显像仍正常，则可基本排除骨折。放射性核素骨显像可以提供定量数据，研究骨折的愈合过程，评价治疗骨折方法的优劣，骨折后随访可以了解骨折愈合的时间，显示骨折愈合延迟或不愈合。骨折远端为冷区说明为缺血性骨折，有可能延迟愈合甚至不愈合。

7. 诊断骨代谢性疾病：代谢性骨病，如佝偻病、Paget 病、骨软化症、原发性甲状旁腺功能亢进症、肾性骨病在病变活动时，由于骨代谢异常，出现反应性新生骨，骨摄取显像剂呈放射性浓聚，同时能灵敏地反映出病变的活跃程度，有助于确定诊断标准和观察病情变化。

关节的放射性核素检查

关节疾病核医学诊断具有较高的灵敏度，正常关节的放射性核素含量低于周围软组织，与正常骨的比值小于1.8。关节有炎症时，骨膜的通透性和血流量增加，周围羟磷灰石结晶沉着增加，使病变关节摄取放射性核素明显增加。

1. 类风湿关节炎：早期骨显像即可见放射性增高，关节与骨的放射性比值大于1．8。通过测定其关节与骨的放射性比值的大小，可以定量评价类风湿关节炎治疗前后的活动度。

2. 骨关节炎或退行性骨关节病：灵敏度在90%以上，各个时期骨显像均为阳性。

3. 人工关节秘像：人工关节置换术后随访，有助于人工关节感染和松动的诊断。术后6~9个月内，局部放射性增高，如以后的随访见假关节处放射性浓集，说明有松动或感染，如骨显像基本正常，则可基本排除。

此外，对深部不易诊断的骨关节炎、早期化脓性关节炎等也有很高的灵敏度。

第八节　诱发电位检查

诱发电位（evoked potential，EP）是中枢神经系统感受内、外刺激过程中产生的生物电活动。与骨科临床应用关系密切的是躯体感觉诱发电位（somatosensory evoked potential，SEP）。

【SEP一般认识】

SEP是刺激外周感受器、感觉神经或感觉通路上任一点，引起冲动，在外周神经、脊髓和大脑皮质等中枢神经系统诱发的一系列电位反应，是一项非痛性、非损伤性检查方法。它能测到输入神经的全长，为评价由感觉神经末梢至大脑皮质整个神经传导路线的功能、客观地分析神经功能状况，提供了精确的定位、定量标准。按潜伏期的长短不同，SEP 可分力短潜伏期 SEP（上肢刺激正中神经，<25 ms；下肢刺激胫后神经，<45 ms）、中潜伏期 SEP（25 ms、120 ms）和长潜伏期 SEP（120~500 ms）。中、长潜伏期 SEP 易受意识形态影响，限制了其在临床上的应用，而短潜伏期体感诱发电位（SLSEP）则几乎不受睡眠及麻醉的影响，且各成分的神经发生源相对明确，少为临床应用。

由于自发电活动的影响，将诱发电位从自发电位中识别是困难的，计算机技术应用于临床后，成功地解决了这一难题，为其应用扫清了障碍。

【SEP 通路】

采用低压脉冲电流刺激上肢正中、尺、桡神经点或下肢腓总、胫神经点，刺激强度以可引起该神经所支配的肌肉轻度收缩，但以不引起疼痛为限。产生的信号主要由末梢神经中大的有髓神经纤维通过脊神经节以及脊髓后角、后束、脑干、视神经丘到达对侧大脑皮质感觉中枢，产生相应的 SEP。在这个通路上任一点及头皮上依据脑电图 10~20 分系统安置记录电极，即可获得刺激信号的传导速度和神经的反应程度。

【SEP 在骨科的临床意义】

1. 判定病变的范围与程度。
2. 定位诊断价值。
3. 客观评价神经的恢复情况。

【SEP 在骨科的应用】

（一）脊髓病变

脊髓病变引起 SEP 异常，以脊髓外伤、脱髓鞘及变性病变时改变最明显，脊髓型颈椎病由于颈椎退行性变和骨质唇样增生引起脊髓受压、脊髓内外肿瘤或结核压迫、特发性脊柱侧弯曲侧神经传导通路受压都可引起 SEP 异常，表现为潜伏期延长明显，波形离散，重者波形消失，说明中枢传导有明确减慢。

（二）腰椎间盘突出

腰椎间盘突出的形式多种多样，临床表现不尽相同，SEP 的异常也各有不同，常见的 SEP 异常表现有：

1. 双胫神经 SEP 接近正常，双腓总神经异常，椎间盘突出双侧受压。

2. 一侧的胫神经、腓总神经 SEP 波形好于另一侧受压，多见于单侧。

3. 双侧胫神经、腓总神经 SEP 均异常，多见于椎间盘突出伴椎管狭窄者。

（三）椎管狭窄

SEP 的“W”外形可部分消失，但一般都有电反应。

（四）周围神经损伤

1. SEP 是对感觉神经传导速度（SCV）的补充，对周围神经（如正中、尺、桡、肌皮、隐、腓肠等神经）在周围 SCV 消失的情况下，进行相应的 SEP 测定是很有帮助的。神经根、神经干、神经丛病变均可使传导速度减慢，潜伏期延长，波幅降低。

2. 臂丛神经损伤：刺激正中、尺、桡、肌皮神经，在 Erb 点、颈部、皮质记录 SEP，可以区分神经根节前或节后损伤，指导临床治疗。节前断裂后，神经元胞体和轴突的连续性存在，轴突未变性，传导功能存在，皮质和脊髓 EP 消失，而 Erb 点 EP 良好。节后断裂后所有神经纤维均变性，各部位均检测不出 EP。节前损伤后，手术修复是不可能的，应尽早施行替代手术。

3. 卡压综合征：在神经受压部位的远端刺激，在神经干或大脑皮质记录 SEP，多数表现潜伏期延长，峰间潜伏期增大。

（五）脊柱手术的术中监测

在脊柱侧弯矫形手术或脊髓肿瘤摘除术时，测定 SEP，可以了解脊髓的功能状态。麻醉成功后，刺激胫神经或腓总神经，做术前正常 SEP。由于麻醉的影响，电位波幅有轻度下降。如果病人有脊髓受损，则在麻醉下和手术的动作中 SEP 消失。虽然 SEP 正常时也不能完全排除躯体感觉通路损伤，但 SEP 如果有明显改变与潜伏期延长，则提示有不可逆转损害的危险。

（六）术后疗效评价

SEP 可以作为手术前后观察的指标（如脊髓型颈椎病、腰椎管狭窄症等），了解手术效果。从术后恢复看，一般以波幅升高为主，潜伏期变化不明显。

近几年，检测反映脊髓运动功能的运动诱发电位，正在发展和应用，有广阔的前景。运动诱发电位（motor enroked poten-tial，MEP）是短暂电流或可变动的磁场刺激头颅或周围神经，在肢体远端接受肌肉动作电位，测定中枢或周围运动传导时间或传导速度的一项新技术。MEP 主要反映锥体束和脊髓前角细胞的功能，在脊髓受压、脊髓外伤时阳性率较高，表现为中枢运动传导时间延长。在脊髓手术中，联合应用 MEP 和 SEP，可同时监护感觉和运动功能，能够更好地了解脊髓的功能状态。

第九节　骨科B型超声检查

应用于医学影像检查的超声频率范围是2~10MHz。B超的检查方式有两大类：超声回声图和超声声像图，后者是骨科常用的超声诊断方法。

B型超声在骨科诊断中的应用：

1. 帮助诊断骨肿瘤（特别是恶性骨肿瘤），可以帮助确定肿瘤的大小、部位、范围和性质，评估骨质破坏程度和软组织受侵犯的情况，是临床、X线、病理检查的辅助手段。骨肿瘤的超声表现为：外形不规则，良性者边界多较清楚，恶性者与正常组织界限不清。

2. 关节积液：B超诊断关节积液准确可靠，并可引导定位，穿刺抽液。少量关节积液时，症状、体征多不明显，易漏诊。但超声检查有阳性声像特征，髋关节积液大于10 mL即可检出。各个关节的超声表现：

（1）膝关节：关节腔内出现液性暗区，滑膜增厚时，则有不规则实体回声突入暗区内。

（2）髋关节：股骨颈周围为液性暗区，股骨颈回声带与关节囊光带间距增大>5mm。

（3）踝关节：胫骨远端前方出现条状液性暗区。

（4）肘关节：肱骨远端前方出现液性暗区。

（5）肩关节：肱骨头周围有液性暗区。

3. 骨髓炎：可以早期发现骨膜下脓肿形成，弥补X线检查的不足。急性骨髓炎早期超声表现为正常骨纹理消失，骨质中出现不规则、边缘不清的低回声区，骨膜下脓肿呈液性暗区，后期可见低回声骨质缺损区。慢性骨髓炎声像图为骨皮质回声光带呈不规则浓密强回声，髓腔显示不清，死骨形成后呈孤立性强回声光点、光带、光团。

4. 化脓性关节炎：可见关节软组织增厚肿胀，关节腔内出现液性暗区或低回声区。

5. 骨关节结核：超声对结核寒性脓肿检出较为敏感，显示液性暗区或低回声区。

6. 骨折：B 超用于诊断骨折出于以下目的：

（1）多方法探查，判定移位情况。

（2）鉴别骨折所致的局部肿胀是血肿还是软组织损伤。

（3）辅助诊断外伤性骨筋膜室综合征。

（4）判定骨折时，是否并发实质性器官破裂出血。

（5）监测骨折愈合，帮助评估骨折延迟愈合和骨不连接的原因。

7. 椎间盘突出和椎管狭窄：用超声测量椎管内径，如果小于 1cm 或为正常值的 10%以上，即可诊断为椎管狭窄。B 超诊断椎间盘突出是一种简单的无损伤方法。理论上，椎间盘突出的灰阶超声的典型图像为“三重密度影”回声征象，即除椎板和椎体骨的强回声外，椎管内近椎体侧可见由散在的较强回声光点围成的低同声区。据报道，此征象对诊断椎间盘突出的敏感性为 89%，特异性为 100%。但在实际应用中，由于受病人体形、定位不准及操作者局部解剖知识贫乏、临床经验少的影响，容易出现假阴性或假阳性结果。

8. 膝关节损伤：半月板损伤后超声检查可有以下发现：

（1）撕裂处不连续或有裂隙，回声增强。

（2）半月板边缘变形、凹陷，局限性回声增强。

（3）侧副韧带断裂可见韧带图像断裂或不完整。

9. 肩袖撕裂：图像断裂或不连续。

10. B 超还可用于以下诊断：

（1）先天性髋关节脱位。

（2）幼儿股骨颈前倾角测定。

（3）外伤性肌腱断裂。

（4）髌骨半脱位。

（5）膝关节滑膜嵌顿症。.

第十节　关节镜检查

目前，临床中用得比较多的是膝关节镜、肩关节镜和椎间盘镜等，它们已成为关节病. 变诊断和治疗的最重要的方法之一，明显提高了诊断的正确率。

【器械及设备】

1. 关节镜为最基本的器械，有直视镜和多种角度的斜面，常用的角度为0°、10°、30°和70°，以0°直视和30°斜视最常用。关节镜由光镜系统、光导纤维和金属套管组成，直径为2～6 mm。根据用途，有两种类型的关节镜，一种是用于观察，另一种是用于手术治疗。

2. 辅助器械：辅助器械用于所有常规的关节镜手术，包括探针、手术剪、各种咬钳、攫物钳、刮匙、灌吸引针、软骨切削器、Kerrison咬骨钳，还有各种适用于关节镜和辅助器械的鞘和穿破器以及灌洗系统和摄像系统。

3. 器械的保养和消毒：光镜系统和照明系统采用甲醛气体消毒，在连续操作过程中，可用活性戊二醛消毒，其余器械的消毒同常规手术器械。

4. 麻醉：诊断性关节镜可在局麻、全身麻醉（全麻）下进行，镜下手术需要充分的麻醉。

【膝关节镜】

在膝关节内，关节镜得到最广泛的应用。

（一）关节镜入口

1. 标准入口：诊断性关节镜的标准入口有前外侧、前内侧、后内侧和外上侧。

（1）前外侧入口：位于外侧关节线上 1cm、髌腱外侧 0. 5 cm 处，几乎可见到关节内所有结构，但外侧半月板前角和后交叉韧带不能视及。

（2）前内侧入口：在内侧关节线上 1 cm、髌腱内侧 0. 5 cm 处，用于放入器械，探针探查内侧间室和观察外侧间室。

（3）后内侧入口：位于股骨后内缘、胫骨后内缘之间的三角形凹陷内，可观察内侧半月板后角和后交叉韧带。

（4）外上侧入口：在股直肌外侧，髌骨外上角上缘 2. 5cm 处，用于诊断性观察髌股关节的动态情况。

2. 选择入口

（1）后外侧入口：屈膝 90°，膝关节外侧关节线与髂胫束后缘和股二头肌前缘交界处。

（2）髌骨中央内侧或外侧入口：位下髌骨中央最宽处横线的内、外侧缘。

（3）辅助性内、外侧入口：于标准前内、前外入口的内、外各 2. 5 cm。

（4）髌腱正中入口：于髌下极 1 cm，髌腱中央。

（二）操作方法

取仰卧位，患肢伸直，大腿部上止血带，但不充气，将髌骨推向外侧，在髌骨外上方与股骨外侧髁之间的间隙处做一小切口。用 18 号关节穿刺针于髌内上方抽出关节液，确定在关节腔内后，再注入 60~100 mL 生理盐水充分扩张关节囊，将针头与生理盐水瓶相连，高于手术台 1 m 以上，屈膝 30°，行前外侧入口，插入关节镜。首先用关节镜鞘和锐性套管芯沿股骨髁间窝方向依次穿过皮肤、皮下组织进入关节囊，证实其位于关节内后换钝头套管芯，将膝关节缓缓伸直，深入至髌上囊。插入关节镜，连接照明及摄像系统。

（三）检查顺序

膝关节镜检查应遵照以下顺序：

1. 髌上囊：在伸膝与半屈曲位检查。仔细观察内、外侧滑膜皱襞，滑膜的状态及血供有无炎症症状及游离体。正常滑膜很薄，表面光滑，可见其上的血管分布。

2. 髌股关节：在关节由伸至屈的过程中，观察关节面是否光滑，有无半脱位。当膝关节于完全伸直位时，可见髌骨中央的嵴内侧和外侧面。

3. 内侧间室：关节镜进入内侧间室后，首先观察半月板的游离边缘，屈膝60°可看到内侧半月板上面。用探针抬高、压低或轻拉半月板，检查是否有撕裂。

4. 髁间窝：在髁间窝可检查前交叉韧带、黏膜韧带、脂肪垫。后交叉韧带在股骨的止点。屈膝45°～90°时，前交叉韧带观察得最清楚。用探针试前交叉韧带的张力，正常是硬而紧的感觉。

5. 外侧间室：观察外侧间室时，关节镜由前内侧入口进入，探针经前外侧入口，膝关节置于“4”字位使膝内翻、内旋，检查外侧半月板后角的半月板滑膜附着处，以发现任何后方边缘的撕裂。旋转关节镜并后退时，可见到半月板的中1/3呈带有苍内的黄色，再旋转斜角关节镜，可观察前部，能很好地见到半月板的前角。

6. 后内侧间室：经后内侧入口用30°斜角关节镜观察最适宜，可观察内侧半月板后角附着的边缘，半月板后部的滑膜反折，后交叉韧带、股骨髁的后部，后内侧关节囊的边界和滑液的间室。

7. 后外侧间室：在后外侧间室所见到的结构是外侧半月板的后角、滑膜关节囊反折等。

（四）检查指标

1. 关节炎的诊断：区别正常绒毛和病理性绒毛。

2. 膝关节内紊乱的诊断：检查关节内有无游离体、软骨和骨的退行性变，观察半月板有无破裂。

3. 在诊断的同时可以完成一般关节的手术，如半月板切除、游离体摘除、滑膜切除、股骨髁剥脱性软骨炎钻孔、髌骨软化症时外侧松解术等。

（五）并发症

常见的并发症有止血带伤、关节软骨面损伤、术后关节血肿及术后感染等。

【踝关节镜检查】

踝关节较膝关节小而组织紧密，关节镜进入和退出困难，应用受到一定限制。所用器械与膝关节相同，可用 3.4 mm 或 4 mm 的 30°斜面关节镜，检查前应行辅助骨牵引和关节牵开器。

（一）关节镜入口

入口部位的定位准确是成功的关键。

1. 前内入口：位于前胫距关节线上，胫前肌之内侧。

2. 前外入口：位于前胫距关节线上，第二腓骨肌外侧。

3. 后内入口：紧靠跟腱内侧的胫距后关节线上，在胫后动、静脉之外侧。

4. 后外入口：紧靠跟腱外侧之胫距后关节线上，在腓神经、小隐静脉内侧。

(二) 操作方法

患者平卧位，麻醉成功后，用 14 号针头自前内侧或前外侧入口进入，注入 20 mL 生理盐水扩张关节，至出现回流液，然后将注射针头和出水管连接，置放关节镜，连接光源及摄像系统。

(三) 检查顺序

从外侧开始顺序检查：

前方：①外侧沟距腓韧带。②腓距关节面。距骨外侧面。③距骨正中。④距骨内侧面。⑤胫距关节面、内侧沟。⑥二角韧带。⑦距骨颈处的前沟。

后面：①内侧沟。②距骨内侧。③距骨中心。④距骨外侧。⑤腓距关节。⑥外侧沟。⑦后方沟。

(四) 检查指标

踝关节镜应用于下列情况：游离体、剥脱性骨软骨炎、骨质软化症及各种滑膜炎的活检和滑膜切除、化脓性关节炎的冲洗等。

【肩关节镜检查】

肩关节镜技术近年来有很大的发展，所需器械与膝关节镜相同，辅助用牵引装置，充分牵开肩关节。

(一) 关节镜入口

1. 前方入口：喙突和肩峰前外缘间的中点。
2. 后方入口：肩峰后外侧顶点向下、向内各 1 cm。
3. 上方入口：位于锁骨上窝、锁骨后缘、肩峰内缘之外侧。

（二）操作方法

在气管插管麻醉下取侧卧位，确定肱骨头位置，上臂外展 45°～60°，前屈 15°，于后方入口处用 18 号针头沿喙突方向刺入关节，注入 40～50 mL 生理盐水扩张关节，针头拔出做皮肤切口，套管和锐性穿破器沿针的途径插入，拔出穿破器，有回液流出，证实已穿透关节囊，换用钝头管芯，深入关节内，置入 30°关节镜，连接光源及摄像系统，在关节镜直视下找到前入口，拔出关节镜，于套管内放一 4 mm 粗的斯氏棒，穿出肩前方皮肤，将另一套管在斯氏棒引导下进入关节。

（三）检查顺序

先找到明显标志肱二头肌肌腱，它是维持关节镜准确方向的关键。然后按系统顺序检查肱骨头、肩胛盂（前唇）及前关节囊的上、中、下盂肱韧带，肩胛下肌的后方和隐窝，改变方向，向上观察肩袖、关节盂面及后关节盂唇，将关节镜移至前入口，并插向后上方，可见小圆肌下面和后关节囊。

（四）检查适应证

适用于关节炎游离体摘除滑膜切除、关节不稳者可在镜下了解不稳定方向并行缝合手术，治疗冻肩，切除肱二头肌肌腱断裂后止点的残余部分。

第四章　开放性骨折与关节损伤的处理

第一节　开放性骨折的分类

根据开放性骨折开放伤口形成的原因，将其分为三类：

1. 自内而外的开放性骨折：骨折断端移位或是异常活动时，其一端自内而外穿破皮肤或黏膜而形成，多为间接暴力所致。

2. 自外而内的开放性骨折：暴力直接作用于局部，同时损伤软组织及骨骼，如弹片穿入伤、尖刀刺入伤、机器绞轧伤等。

3. 潜在的开放性骨折：由于重力碾压或机器绞轧，使皮肤呈广泛的皮下剥离、皮肤挫伤，但无伤口，同时造成骨折。皮下剥离的皮肤有可能部分或全部坏死，因此是潜在性的开放骨折。但如骨折周围包裹较厚的完整肌肉，则即使皮肤坏死也不会成为开放性骨折。部分移位的骨端，自内而外压迫皮肤，若未能及时解除其压迫，也可能形成局部皮肤坏死，转化为开放性骨折，这类情况也属于潜在性开放性骨折。

按软组织损伤的轻重和程度又或分为三型：

1. Ⅰ型：皮肤或黏膜被自内向外的骨折端刺破，伤口在 2 cm 以下者。

2. Ⅱ型：皮肤被割裂或压碎，皮下组织与肌肉有中等度损伤，伤口大于 2 cm 者。

3. Ⅲ型：多段骨折合并严重软组织撕脱或碾挫伤者，或创伤性断肢者。

第二节 开放性骨折的病理变化

开放性骨折共同的病理特点是以创口为中心，向外出现不同的三个创伤反应区。第一区为创口中心区，组织直接遭受损伤，可有多种异物或污物存留，也必然有大量细菌进入创口内；第二区为损伤组织的边缘区，各种组织（如肌肉、肌腱）被挫伤，可发生缺血甚至坏死，有利于细菌的存留、繁殖和扩散；第三区为创口周围组织的振荡反应区，此区内的受累组织可出现水肿、渗出、变性以及血管痉挛缺血，因此活力降低，容易发生感染或感染扩散。细菌繁殖的潜伏期是6~8小时，因此超过了细菌繁殖的潜伏期，创口内就有大量细菌增长，创口感染的可能性增大，并出现组织水肿、渗出、变性甚至化脓坏死等改变，进一步发展可出现感染扩散而导致菌血症、败血症、骨髓炎等。

第三节 开放性骨折的处理原则

开放性骨折必须及时正确地处理伤口、防止感染，力争创口迅速愈合，从而将开放性骨折转化为闭合性骨折。其治疗原则是：

1. 正确辨认开放性骨折的皮肤损伤情况。
2. 及时彻底清创。
3. 采取可靠的手段稳定骨折断端。
4. 采取有效的方法闭合创口，消灭创面。
5. 合理使用抗生素。

开放性骨折选用的固定方法，应针对不同伤情认真考虑。若污染严重或单纯外固定可以达到治疗目的，应首先选用外固定。若伤口干净、清创彻底或有血管神经损伤、骨折端不稳、多处多段骨折，可考虑选用内固定。

第四节　清创术的时间和要点

任何开放性骨折，均应尽早行清创手术。通常伤后6~8小时以内，细菌尚未侵入深部组织，此时是做清创手术的黄金时间。此时经过彻底清创后，绝大多数伤口可一期愈合。在8－24小时之间的创口仍可行清创手术，但一期愈合与否应根据创口情况而定。若已有严重炎症，则不应做清创手术。超过24小时的创口，通常不宜行清创手术。但在少数情况下，如冬季、气温低、创口污染轻微，虽已超过24小时仍可行清创手术。对于已有明显坏死的组织和异物，可以简单清除，通畅引流，留待二期处理。

开放性骨折清创手术的特点分述如下。

【清创前准备】

在决定行清创术后，于摄X线片时即应做手术准备，争取尽早进行手术。术前给予足量的抗生素，必要时准备输血。

【麻醉选择】

可选用臂丛麻醉、硬膜外阻滞和局部麻醉等，应尽量避免选用全身麻醉及蛛网膜下腔阻滞，因其有加深休克的危险。采用局部麻醉时，应自创口周围健康皮肤上刺入注射。

【清创术要点】

1. 清洗伤肢：先从创口周围开始，逐步超越上、下关节，用无菌毛刷及肥皂液刷洗2~3次，每次都用大量温开水或无菌生理盐水冲洗，每次冲洗后要更换毛刷。刷洗时用无菌纱布覆盖创面，勿使冲洗液流入创口内。创口内部一般不用刷洗，如污染较重，可用无菌棉花、纱布或软毛刷轻柔地进行清洗。最后用无菌生理盐水将创口彻底冲洗干净（最好用喷射脉冲冲洗法）。然后，用无菌纱布擦干，再用碘酒、酒精消毒皮肤，注意勿流入创口内，最后铺巾。

2. 止血带的应用：最好不用止血带（大血管破裂时除外），因为用止血带有下列缺点：

（1）创口缺血后无法辨别有血液供应的健康组织和失去血液供应的组织。

（2）创口内的组织因血液供应阻断，存活率降低。

（3）因创口缺血，促使厌氧性细菌生长。

3. 切除创口边缘：用有齿镊子夹住皮肤边缘，沿一定方向依次切除已撕裂的、挫伤的皮肤边缘。对仍有血液供应者，只切除 1～2 mm 的污染区域，切除后用无菌纱布将皮肤边缘盖妥。

4. 清除创腔或创袋：从浅层到深层、从近处到远处进行清创，要彻底，勿遗漏。若皮肤剥离甚广，皮下创腔或创袋有隧道深入远处，应将其表面皮肤切开，仔细检查创腔、创袋，清除存留的异物。切开皮肤时要注意皮瓣的血供及日后的肢体功能。

5. 皮下组织与皮下脂肪的处理：已污染的及失去活力的_ 组织应切除。脂肪组织的血液供应较差，容易引起感染，可多切除。

6. 深筋膜：沿肢体纵轴切开深筋膜，以防组织肿胀，造成内压增加而导致组织缺血。肘部、膝部远端有严重外伤或大血管重建术后，筋膜切开术对防止筋膜间隔综合征的发生尤为重要。一切已撕碎、压烂的筋膜都要彻底清除。

7. 肌肉：失去活力的肌肉如不彻底清除，极易发生感染。色泽鲜红、切割时切面渗血、钳夹时有收缩力、有一定韧性是肌肉保持活力的良好标志。如色泽暗红无张力、切时不出血、钳夹时不收缩，表明肌肉已无生机，应予切除。对于撕裂的肌肉，因其多已丧失功能，愈合后多形成瘢痕组织，清创时不应忽略。

8. 肌腱：已污染和挫压的肌腱，不可随意切除，如仅沾染一些异物，可切除肌腱周围一薄层被污染的腱周组织，注意保留肌腱功能，尽可能争取一期缝合。污染严重失去生机的肌腱，可以切除。

9. 血管：未断裂而仅受污染的血管不要随便切除，可将血管的外膜小心剥离，清除污物。如果不影响患肢血供，清除时可以结扎而不必吻合。如为主要血管损伤，清除后应在无张力下一期吻合，必要时应行自体血管移植。

10. 神经：神经断裂如无功能影响，清创后可不吻合；如为神经干损伤，清创彻底可一期修复。但当有缺损或断端回缩不易吻合时，清创时不必单纯为了探查神经进行广泛暴露，可以留待二期处理。

11. 关节周围韧带与关节囊的处理：已被污染与损伤的韧带及关节囊应尽可能修复。

12. 骨外膜：骨外膜为骨折愈合的重要组织，应尽量保留。

13. 骨折端：骨折端已污染的表层可用骨凿凿去或用咬骨钳咬除。用毛刷洗刷污染骨是不适宜的，因为可能将污物或细菌挤入深处。已暴露而又污染的骨髓，应注意彻底清除干净，必要时可用小刮匙伸入骨髓腔刮除。粉碎性骨折与周围组织尚有联系的小碎片不可除去。大块游离骨片在清洁后，用1%苯扎溴铵或5%碘附浸泡，再用生理盐水清洗后放回原处。

14. 异物及组织碎片：创口中的异物、组织碎片、血凝块等，均应彻底清除。但异物如铁片、弹丸等无机物质投射部位深，亦可暂不取出，留待二期处理。

15. 最后情况：彻底清理后，用无菌盐水再次清洗创口及其周围，然后用1%苯扎溴铵或3%过氧化氢溶液清洗创口，再用生理盐水冲洗。在创口周围再铺无菌治疗巾，以便下一步修复手术。

(1) 骨折复位固定：若复位后较为稳定，可用石膏托、小夹板或持续骨牵引外固定。需用内固定时可选用螺钉、骨圆针、细钢针或钢板固定，必要时再加用外固定。Ⅲ型开放性骨折及超过6小时才清创的，Ⅱ型开放性骨折，不宜选用内固定，可选用外固定器做固定。

（2）血管的修复：重要的动脉或静脉断裂，应迅速进行吻合，使患肢能尽快恢复血液循环，若缺损过多，可用自体静脉倒转移植修补。

（3）神经的修复：神经断裂后，在条件许可时应争取缝合。缝合前将两断端用锋利的刀片切成平整的新创面，再做神经外膜或做囊膜对端吻合。若神经有部分缺损，可将邻近关节屈曲或将骨折端截除一些。条件不许可时，将神经两端用丝线结扎，缝于附近软组织，作为标记，以利二期修复。

（4）肌腱的修复：断裂的肌腱，如系刀伤或利器切断（断端平整，无组织挫伤），可在清创后将肌腱缝合。若被钝器拉断或严重挫伤，则不宜缝合，待二期修复。

（5）创口引流：可用硅胶管引流。在创口所属骨筋膜室的最深处向外刺穿皮肤，将引流物从此处引出，并连接负压吸引瓶，24～48小时后拔除引流物。

（6）创口内放置抗生素缓释剂：如在创口内可放置庆大霉素明胶微粒等。

（7）创口的闭合：①直接缝合：若皮肤缺损较少，缝合时无张力，可直接缝合。为了减轻创口内的张力，可仅缝合皮肤。对关节部位的创口，应采用“Z”字成形术的原则缝合，以防止因瘢痕挛缩或与肌腱粘连而影响关节活动。②减张缝合或植皮术：Ⅰ型开放性骨折、皮肤缺损较多的伤口，不可勉强直接缝合，否则创口内部张力增大，血液供应受影响而使皮肤边缘及深部组织坏死，发生感染的危险增加。应根据不同情况，分别采用减张切口缝合，在减张切口处植皮或做网状减张小切口后缝合，或在创面植入中厚皮片闭合创口。大块脱套伤的皮肤，已失去原有的血液供应，必须将脱套的皮肤全部切下来，用切皮机切成中厚游离皮片做游离植皮。③延迟闭合：Ⅲ型开放性骨折的创口难于闭合时，可延迟闭合创口。用邻近软组织覆盖血管、神经、肌腱、关节囊、韧带、骨骼后，敞开创口，用无菌湿敷料覆盖创面，2 天后在手术室严格无菌操作换药。若有部分坏死组织，可再次清创。以后换药每 2 日一次。1 周内必须闭合创口，以防止发生交叉感染。

第五节　开放性关节损伤的处理原则

皮肤与关节囊破裂、关节腔与外界相通者为开放性关节创伤。治疗目的是防止发生化脓性关节炎和恢复关节功能。开放性关节创伤程度与预后有关，可分为三度：

第Ⅰ度：锐器直接穿破皮肤与关节囊，创口较小，关节软骨及骨骼尚完整，经治疗后，可保存关节功能。

第Ⅱ度：钝性暴力伤，软组织损伤较广泛，关节软骨及骨骼有中度损伤。创口有异物，经治疗后可恢复部分关节功能。

第Ⅲ度：软组织毁损，韧带断裂，关节软组织及骨骼损伤严重，创口内有异物，可合并关节脱位与神经、血管损伤，经治疗后，关节功能较难恢复。

【处理原则】

清创、关节制动、抗感染和早期功能锻炼。

【处理要点】

1. 切开：如创口较小或只有关节囊损伤，可将原创口扩大，必要时采用关节部的标准切口，以能充分显露、清楚观察和探查关节腔内的损伤情况。

2. 脱落的破碎组织、游离小骨片及异物。

3. 冲洗：用大量生理盐水彻底冲洗关节腔，冲出小骨折片、破碎组织及异物，一般冲洗数次，生理盐水用量为 6~12 L。

4. 关节内骨折片的处理：关节内已脱落的骨碎片如果去除后不影响关节

稳定性，应予清除。大骨折块对关节功能有影响者，则应尽量保留，解剖复位后用克氏针或螺钉固定。有些关节部骨折块手术时可以切除，如肱骨小头、70%的尺骨鹰嘴、桡骨小头、尺骨远端、部分或整个髌骨切除后预后较好。

5. 关节囊缝合：彻底清除后关节囊应一期缝合，如果令其开放，必然发生粘连，造成关节僵硬或强直。如果伤后时间较长，关节周围已经形成蜂窝织炎，但关节腔内并未发生感染，仍可缝合关节囊，不缝皮肤，做好关节囊外的开放引流，以防感染侵入关节腔内，3~5 天后炎症局限，皮肤延期缝合。关节囊损伤严重，清创后由于组织缺损无法缝合时，可用筋膜移植进行修补。皮肤缺损缝合张力较大者，也可暂不缝合，待炎症局限后行二期处理。关节囊闭合后，关节腔内不可放入粗的引流管，以免滑液、色素沉着导致间隔形成，影响关节功能。如果关节因特殊污染，清创不彻底，缝合后可用闭合导管持续冲洗，每日冲洗量为 6~12 L，48 小时后拔除导管。

6. 抗生素的应用：全身用药原则与开放性骨折相同，因为关节滑膜不是抗生素的屏障，因此关节内一般不必特殊用药，但关节闭合后仍应注入抗生素，必要时可以多次穿刺注射。

7. 制动与关节早期锻炼：制动有利于创口愈合和控制炎症扩散，髋关节、膝关节可用下肢皮牵引，其他关节可用石膏固定。关节损伤的治疗，以恢复关节运动功能为主要目的，固定时间一般为 3 周左右。一般 3 周后应加强关节功能锻炼，否则有可能发生关节僵直。对关节面损伤较轻的病例，创口愈合后即可开始早期活动。损伤严重、影响关节稳定或功能不能恢复者可在晚期考虑关节融合术。

第五章　创伤后全身反应

人体遭受严重创伤后出现一系列的全身反应，这种全身性反应，本质上是机体对创伤损害的防御功能，是企图恢复身体内环境恒定状态的病理生理过程。严重的创伤可能影响机体防御功能，导致代谢和营养失常或促进自体毁灭性的炎性反应，最终导致多系统、多器官衰竭，造成不可逆转变。只有借助于医疗措施，才可能使病情稳定，达到恢复和挽救生命的可能。近几十年来，对严重创伤的全身反应，从细胞水平，分子水平进行了大量研究，取得了较大的成果。还有许多根本问题，尚有待于进一步的研究。

全身性反应包括神经应激活动、内分泌、血循环、免疫、代谢和器官反应等整个机体的活动，相互之间有紧密的内在联系，而且互为因果，不应孤立看待，其综合效应的结果常表现为创伤性休克。

第一节　创伤性休克

休克是人体对有效循环血量锐减的反应，是组织血液灌注不足所引起的代谢障碍和细胞受损的病理过程。引起休克的原因众多，但都有一个共同点，即有效循环血量急剧减少。

创伤性休克是由于剧烈的暴力打击，重要器官损伤、大出血使有效循环血量锐减，以及剧烈疼痛、恐惧等多种因素综合形成的。

【病因】

创伤性休克的常见病因可分为四类：

1. 交通事故：约占总数的65%。

2. 机器损伤：约占总数的12%。

3. 坠落伤：约占总. 数的12%。

4. 其他：约占总数的11%，如爆炸伤、挤压伤等。

【病理生理】

（一）循环系统的变化

1. 血容量减少：在创伤伴有大出血或同时伴有血浆丢失时发生，如大血管破裂、脾破裂、大面积撕脱伤等。有效循环血容量急剧减少，引起神经内分泌系统的反应，发生一系列代偿性变化。

2. 血管床容量扩大：正常毛细血管是交替开放的，大部分处于关闭状态，休克时由于组织长期缺血、缺氧、酸中毒和组胺及一氧化氮等活性物质的释放，造成血浆张力低下，加上白细胞、血小板在微静脉端黏附造成微循环血液淤滞，毛细血管开放数增加，导致有效循环血量锐减。

3. 心泵功能障碍：心肌收缩力增强，心率增加，加之周围血管阻力增加，使心肌耗氧增大，缺氧亦相应加重，导致心脏功能障碍。胸廓损伤可发生心脏压塞、血气胸使胸膜腔内压增高、心肌原发损伤等，可直接导致心泵功能障碍。

4. 微循环障碍：休克是一个以急性微循环障碍为主的综合征，分三期：

（1）微循环收缩期，是休克代偿期。

（2）微循环舒张期，是休克抑制期。

（3）微循环衰竭期，是休克失代偿期。

（二）体液的改变

休克的发生、发展受到许多体液因子的作用，主要的体液因子如下：

1. 儿茶酚胺：休克引起交感–肾上腺髓质系统兴奋，血中儿茶酚胺增多。它可增强心功能，增加外周阻力，改变血流的灌注分布，保证心、脑、肺、肾重要器官的血供等。

2. 肾素–血管紧张素系统：休克时，这一系统因肾血量减少而被激活，引起肾素分泌。肾素引起血管紧张素Ⅰ、Ⅱ、Ⅲ的形成，血管紧张素Ⅱ有很强的血管收缩作用，可引起心、肾的严重缺血性损伤，但它可促使肾上腺产生醛固酮促进肾小管对钠离子的重吸收，有助于血容量恢复。

3. 血管升压素：由下丘脑视上核或其周围区的渗透压感受器释放，创伤性休克时明显增加，通过抗利尿和缩血管作用在休克中起代偿作用。

4. 组胺：休克时血浆组胺浓度增加，使小动脉、毛细血管扩张，微静脉收缩，毛细血管通透性增高。

5. 其他体液因子

（1）激肽：休克时血管内壁受损产生，其作用是扩血管并增加毛细血管的通透性。

（2）花生四烯酸产物：可使血管收缩和扩张，增加血管通透性和炎症反应，有使支气管平滑肌收缩的作用。

（3）血小板活化因子：能增强血小板的聚集和释放，促进白细胞趋化和在后微静脉处黏附并增强毛细血管通透性，引起血浆外渗。

（4）内啡肽：休克时内啡肽增多，会引起血压下降。

（5）肿瘤坏死因子（TNF）。

（6）内皮源性舒张因子（EDRF）与内皮素。

（7）氧自由基、激活的补体成分、心肌抑制因子等，均参与创伤性休克过程。

（三）代谢的改变

1. 能源：休克时儿茶酚胺增多，血糖升高；供氧不足，无氧糖酵解增强，乳酸生成显著增多。

2. 酸碱平衡失调

（1）酸中毒：休克时组织缺氧，无氧酵解加强，乳酸不能很好地在体内代谢，高乳酸血症是代谢性酸中毒的主要原因。严重的酸中毒（血 pH<7.2）会影响心血管功能，不利于休克的逆转。

（2）碱中毒：休克病人可有过度换气，造成呼吸性碱中毒；输血过多，枸橼酸盐代谢后形成碳酸氢钠；尿中钾过多引起低钾血症，均可引起代谢性碱中毒。严重的碱中毒（血 pH>7.6）可促使脑血管发生痉挛，对病人极为不利。

3. 细胞代谢的改变：有人提出“休克细胞”的概念，这种细胞代谢的变化有：①Na^+进入细胞而 K^+从细胞内溢出，H^+在细胞内增多，细胞的跨膜电位降低。②ATP 的合成受到抑制，细胞内 ATP 含量减少。③线粒体、溶酶体受损或破坏。

（四）主要器官的改变

休克时可发生多器官功能障碍，如救治措施不及时，可发生不可逆性损伤，其发生机制主要是由于低灌流、缺氧和内毒素引起，死亡率很高。

1. 肾脏：为最易受休克影响的主要器官之一。休克时低血压和体内儿茶酚胺的增加，使肾小球前微动脉痉挛，肾血流量减少。肾内血流发生重分布，近髓循环的短路大量开放，使肾皮质外层血流大减，结果是肾皮质内肾小管上皮变性坏死，引起急性肾功能衰竭。

2. 肺脏：肺微循环功能紊乱，血管通透性增加，造成肺水肿、肺出血、肺泡萎缩和肺不张，使通气和血液灌注比例失调，低氧血症持续加重，呼吸困难，可进而发生急性呼吸窘迫综合征（ARDS），亦称休克肺。

3. 心脏：休克晚期，低血压、心肌内微循环灌流量不足，心肌因缺氧而受损害，可发生心力衰竭。

4. 肝脏及胃肠：休克时内脏血管痉挛，肝血供减少，导致缺血、缺氧、血液淤滞，肝血管窦和中央静脉内微血栓形成，引起肝小叶中心坏死，肝脏代谢和解毒功能不全，导致肝功能衰竭。胃肠道缺血、缺氧，引起黏膜糜烂出血。

5. 脑：对缺氧最敏感，缺氧5分钟即可发生不可逆损害。持续性低血压引起脑血液灌流不足，使毛细血管周围胶质细胞肿胀，毛细血管通透性增高，引起脑水肿，甚至发生脑疝。

【临床表现及诊断】

凡遇到严重创伤的伤员，均应想到休克发生的可能。切不可只注意外部伤而忽略内部伤。在观察过程中，如发现病人有精神兴奋、烦躁不安、出冷汗、心率加速、脉压缩小、尿量减少等，即应认为已有休克。如病人口渴不止、意识淡漠、反应迟钝、皮肤苍白、出冷汗、四肢发凉、呼吸浅而快、脉搏细速、收缩压降至12 kPa（90 mmHg）以下和尿少等，则应认为已进入休克抑制期。在临床工作中，采用“一看二摸”的方法判断早期休克，很有参考价值。

（一）望诊

1. 看意识：休克早期，伤员兴奋、烦躁、焦虑或激动，随病情发展，脑组织缺氧加重，伤员表现淡漠，意识模糊，至晚期则昏迷。

2. 看面颊、口唇和皮肤色泽：早期外周小血管收缩，色泽苍白；后期因缺氧、淤血，色泽青紫。

3. 看表浅静脉：颈及四肢表浅静脉萎缩。

4. 看毛细血管充盈时间：正常1秒内迅速充盈，微循环灌注不足时，则充盈时间延长。

（二）触诊

1. 摸脉搏：休克代偿期，周围血管收缩，心率增快。收缩压下降前可以摸到脉搏增快，这是早期诊断的重要依据。

2. 摸肢端温度：肢端温度降低，四肢冰冷。

（三）血压

临床上常将血压的高低作为诊断有无休克的依据。但在休克代偿期，由于周围血管阻力的增高，可使血压接近或保持正常。血压逐渐下降，收缩压低于 12 kPa（90 mmHg），脉压小于 2. 67kPa（20mmHg）是休克存在的证据。临床上应将脉率与血压结合观察。休克指数［脉率（次/分）/收缩压（mmHg）］可以帮助判定有无休克及其程度。正常为 0. 5 左右，如指数=1，表示血容量丧失 20%~30%；如果指数>1~2，提不血容量丧失 30%~50%。

（四）尿量

正常人尿量约为 50 mL/h，尿量每小时少于 25 mL，比重增加，表明肾脏血管收缩仍存在或血容量仍不足；血压正常，但尿量仍少，比重降低，则可能已发生急性肾功能衰竭。尿量稳定在每小时 30 mL 以上时，表示休克纠正。

（五）中心静脉压

中心静脉压正常值（CVP）为 0. 49~0. 98 kPa（5~10 cmH_2O），在低压情况下，中心静脉压低于 0. 49 kPa（5 cmH_2O）时，表示血容量不足；高于 1. 47 kPa（15 cmH_2O），则提示心功能不全、静脉血管床过度收缩或肺循环阻力增加；高于 1. 96 kPa（20 cmH_2O）则表示有充血性心力衰竭。

（六）实验室检查

1. 动脉血氧分压（PaO_2）：正常值为 10～13.3 kPa（75～100 mmHg），动脉血二氧化碳分压（$PaCO_2$）正常值为 5.33 kPa（40 mmHg），动脉血 pH 正常为 7.35～7.45。$PaCO_2$超过 5. 9～6.6 kPa（45～50 mmHg）而通气良好时，往往是严重的肺功能不全的征兆。PaO_2 低于 8.0 kPa（60 mmHg），吸入纯氧后仍无明显升高，常为 ARDS 的信号。

2. 血乳酸盐测定：正常值为 1～2 mmol/L，休克时间越长，动脉血乳酸盐浓度也越高。乳酸盐浓度持续升高，表示病情严重，预后不佳。乳酸盐浓度超过 8 mtnol/L 者，死亡率几乎达 100%。

3. 弥散性血管内凝血的实验室检查：包括血小板和凝血因子消耗程度的检查以及反映纤维蛋白降解性的检查。血小板计数低于 80×10^9/L（8 万/mm^3），纤维蛋白原少于 1.5 g/L，凝血酶原时间较正常延长 3 秒钟以上，以及鱼精蛋白副凝试验阳性，即可确诊为弥散性血管内凝血。

（七）失血量的估计

失血量估计是休克早期诊断、治疗的参考，是计划扩容的主要依据之一。表 5-1 列出闭合性骨折时失血量的估计。

表 5-1　据闭合性骨折部位估计失血量

部位	失血量（mL）
骨盆	500～5000
股骨	300～2000
胫骨	100～1000
肱骨	100～800
尺、桡骨	50～400

注：四肢骨骼均指一侧骨折时的失血量。

表 5-2 是根据脉率、收缩压对失血量进行估计。

表 5-2　据脉率、收缩压估计失血量

脉率（次/分）	收缩压（kPa）	失血量（ mL）
90～100	10．7～12．0	500±
100～120	8．0～10．7	500～1000
>120	<8．0	>1000

（八）休克程度的估计

对休克程度的估计目前尚无统一指标，临床一般将休克分为轻、中、重、三度（表 5-3）。

表 1-5-3　创伤失血致低血容量休克的分度

程度	意识	脉率（次/ 分）	血压（kPa）	中心静脉压（cmH_2O）	呼吸（次/分）	尿量（ mL/h）
轻度	正常或不安	80～100	收缩压 9. 3～12. 0，脉压 2. 7～4. 0	6～12	<25	减少
中度	烦躁	100～140	收缩压 6. 7～9. 3，脉压<2．7	<6	>25	15-25
重度	谵妄或昏迷	>140 或触不清	收缩压 0～6. 7	<6 或>20	不规律	0～15（比重降低）

【治疗】

（一）急救

1．保持呼吸道通畅，必要时行气管插管或气管切开。止住活动性外出血，做好伤肢外固定，便于运送及防止再损伤。

2. 应用抗休克裤，但肺水肿、颅脑损伤、高血压等禁用。此项措施正在推广，用作入院前急救，我国已有生产。

3. 体位一般采取头和躯干部抬高约20°~30°，下肢抬高15°~20°的体位，以增加回心血量，减轻呼吸负担。

4. 吸氧、镇痛、保暖、保持安静，吸氧速度一般为6~8 L/min。

（二）补充血容量

1. 补充液体的选择：液体分晶体和胶体两大类，前者包括葡萄糖和电解质，后者包括血浆、血浆代用品和全血。

（1）晶体溶液：常用的有平衡盐液、生理盐水和林格液等。

平衡盐液的电解质浓度、渗透压、缓冲碱浓度等与血浆相似，且对H+有缓冲作用，输入后能使血液稀释，降低血液黏稠度，改善微循环。因此，近年来国内外均将平衡盐液作为抢救创伤与失血性休克的首选。0. 9%氯化钠溶液应用过多，会导致严重的高氯血症和加重酸中毒。大量输入葡萄糖溶液可致细胞水肿、肺和脑水肿等水中毒症状，故一般不使用葡萄糖溶液大量输入扩容。

（2）胶体溶液：这类物质分子大，胶体渗透压与血浆蛋白相似，能较长时间留于血管内，因此扩容疗效明显。抗休克时血浆增量剂与全血及血浆合用，可以减少用血量。

1）羟乙基淀粉（706代血浆）：相对分子质量6000~7000，价低、性稳，无毒，无抗原性，对凝血无影响，扩容作用好，维持时间较右旋糖酐长。此外，尚有国产403、404代血浆，抗休克作用较好，不良反应较小，一般成人在24小时内以1500~2000 mL为最大量。

2）右旋糖酐：主要以低分子右旋糖酐为主，用于扩容，可维持4小时，用量过大易发生伤口渗血，一般24小时用量以1000 mL为妥。

3）全血：具有携糖能力，是失血性休克理想的扩容剂。创性休克时应尽量输入新鲜血，库存较久的血会有红细胞破坏、pH降低、血清钾上升、血小板减少等，不利于组织获氧和凝血。

4）血浆：含有白蛋白、各种球蛋白和电解质。由于内蛋白为高分子结构，故有很高的胶体渗透压，能扩充血容量，而且含有多种抗体，可增强病人抵抗力。

2. 扩容的原则与方法：早期、快速、足量扩容是抢救休克成功的关键。

（1）静脉输液通道的建立：建立两条或两条以上的静

脉通道，以便于快速、大量地输液。

（2）输液速度及量：在45分钟内输入平衡盐溶液1000～2000 mL。病人的血压恢复正常，并能继续维持时，表明失血量较小，并已不再继续出血。如果检查病人的血细胞比容在0.30以上，则仍可继续输给上述溶液（补充量可达估计失血量的3倍），不必进行输血，如果失血量大或继续有失血，则这种快速输入平衡盐溶液所带来的血压回升和脉率减慢是暂时的，应接着输入已配好的血。

（3）晶、胶体溶液的比例：一般先用晶体溶液输入，在血源紧张时，晶、胶体溶液的比例可以4∶1；有条件时应为2∶1或1. 5∶1；严重大出血时应该1∶1；以利于血红蛋白和血细胞比容的维持。

（三）病因治疗

及时找出发生休克的原因，积极处理，是抗休克的关键性措施。

创伤性休克最严重的原因是活动性大出血和重要器官伤所致的生理功能紊乱，有时只有手术才能使休克向好的方向转化。对处于休克状态的病人来说，手术虽是一个打击，使危险性增加，但是若不止血，则会使休克得不到纠正。因此，遇到这种情况时，应在快速输血、输液，在补充血容量的同时，做好手术准备，尽早施行手术止血。

(四) 血管活性药物的应用

使用血管收缩剂以代替扩容在失血性休克时是绝对禁忌的。但在大出血、血压甚低或测不出，又不能及时补液、补血时，可以少量使用，以暂时升高血压，维持心、肺、脑的血供。

多巴胺是具有 α 和 β 受体双重作用的兴奋剂，可直接兴奋 β 受体，使心脏功能增强，心排血量增加；大剂量使用可使肾脏血管收缩、外周阻力增加，血压上升。用法：20~40 mL 加入 5%葡萄糖溶液 250~500 mL 内静脉滴注。

毛花苷 C 可增心肌收缩力，减慢心率。在中心静脉压监测下，输液量已足够，但动脉压仍低，而中心静脉压已超过 1. 47 kPa（15 cmH_2O）时，可注射毛花苷 C 进行快速洋地黄化，毛花苷 C 的第一次用量为 0. 4 mg，缓慢静脉注射。有效时可再给

维持量。

(五) 纠正酸碱失衡

轻度休克的代谢性酸中毒经输平衡盐溶液后多可恢复，重度休克必须应用碱性药物方能纠正，一般首次用 5%碳酸氢钠注射液 2~4 mL/kg 静脉滴注，同时应连续进行血气分析。

(六) 肾上腺皮质激素的应用

应用肾上腺皮质激素对休克伤员有一定的保护作用，但易引起感染扩散及体内水、电解质紊乱，所以必须严格掌握适应证，只有在补足血容量、纠正酸中毒后，病情仍不见明显改善时用，但用药时间宜短，病情控制后应及早撤除。一般用氢化可的松 10~40 mg/kg 或地塞米松 1~3 mg/kg 加入液体静脉滴注。

（七）抗生素的应用

遵循早期、有效、足量、联用的原则。

【休克完全纠正的指征】

1. 意识完全清醒。
2. 四肢温暖，唇、甲转红。
3. 尿量>30 mL/h。
4. 中心静脉压 0. 588～1. 18kPa（6. 0～12. 0 cmH_2O），颈外静脉饱满。
5. 血压、脉搏正常，脉压差≥4 kPa（30 mmHg）。

上述体征持续 12 小时始告一段落。

第二节　神经系统反应

机体受到严重创伤后，由于创伤刺激，通过自主神经系统，促使中枢神经内的特定感受器做出迅速、广泛的反射性生理反应。除了可能通过高级神经活动以及神经反射导致和调节内分泌器官的功能外，单纯的恐惧、疼痛等强烈的神经冲动就可以产生原发性或神经源性“休克”，表现为苍内、出汗、呕吐、低血压和心动过缓等，通过神经反射并可促发心血管对少血的反应，从神经源性“休克”转变为低血容量休克，其主要特征为交感神经功能亢进，表现为面色苍白、心动过速、区域性血管收缩、出汗和表面血管舒缩反射的消失等。

第三节　内分泌系统反应

在创伤反应中，内分泌系统的作用是调节体内各器官与各种物质之间的相互关系，使机体能够适应创伤所致的环境变化，以维持和调整内环境的稳定。创伤后内分泌变化与调节功能主要受神经系统控制，也受体液成分变化的影响。神经、内分泌、体液成分三者密切相关，相互牵连又相互制约，是一个复杂的矛盾统一体，因而使内分泌腺功能在生理上达到动态平衡，对调节创伤后代谢反应等方面发挥重要作用。最主要的有以下三个系统：

1. 下丘脑垂体系统：这一系统引起的反应在创伤后甚为重要。下丘脑通过神经内分泌方式释放出多种短链多肽，称之为“释放”或“抑制”因子，来控制腺垂体6种已确定的内分泌激素。其中，与创伤后反应关系最大的是腺垂体受到下丘脑的促皮质激素释放因子（CRF）的作用而释放出的促肾上腺皮质激素（ACTH）。

2. 交感神经-肾上腺髓质系统：外伤引起的疼痛、失血以及各种形式的精神刺激，均可激发交感神经-肾上腺髓质系统分泌儿茶酚胺（包括肾上腺素、去甲肾上腺素、多巴胺等），对调节心血管，糖、脂肪代谢，中枢神经与自主神经系统有重要生理作用。

3. 肾素-血管紧张素-醛固酮系统：创伤时血容量及钠浓度的改变作用在一些感受器上（右心房及肾小球入球小动脉对血流压力变化很敏感，肾小管上皮则对肾小管中尿液的钠浓度改变敏感），可以调节醛固酮的分泌。受刺激后，由肾小球旁细胞释放出肾素。肾素作用在血液内的血管紧张素原，使其形成具有活性的血管紧张素Ⅰ。这种物质又为血液中一种转化酶所分裂，形成血管紧张素Ⅱ，其是一种作用甚强的血管加压物质。

第四节　血循环系统反应

创伤后常伴有失血、失液，机体为保证生命器官的血供和维持血力学平衡，心血管、内分泌和神经系统之间可以互相调节，做到生理性适应，以保证身体内环境的稳定。在血容量减少 20%～30%的情况下，通过血管收缩及心搏加速，仍能使血压保持在接近正常的水平。但这样的血管收缩是有选择性的：肝、肾以及皮肤的血管收缩，供应暂时减少，以保证脑和心脏得到足够的供血。与此同时，间质中的细胞外液经毛细血管壁进入血循环，保持一定的血容量。因此，如果失血量在 1000 mL 以内，经过上述体内水分的重新分配，可在 24～36 小时内使血容量恢复正常。

在体内水分重新分布的同时，钾从尿和汗中排出，可由此造成肌肉衰弱，食欲减退，肠蠕动缓慢，使患者活动减少，内脏区域的血管收缩增加。如果得不到及时治疗，可以发生代偿失调，出现循环紊乱，发生创伤性休克，组织供氧不足甚至死亡。

第五节　免疫系统反应

严重创伤后可发生免疫功能抑制现象，削弱机体对细菌入侵的抵抗力。认识这一问题，并采取有效措施，能明显降低感染率和死亡率，创伤后免疫系统反应包括非特异性免疫系统和特异免疫系统。

1. 特异免疫系统：创伤后 T 细胞功能受到的抑制甚于 B 细胞，而 T 细胞是周围血液中主要的淋巴细胞，因而在创伤后淋巴细胞计数减少，同时 T 细胞功能也减退。

创伤后发生免疫功能抑制的另一方面原因是血浆内存在多种“血清抑制因子”，如前列腺素类、干扰素、细菌内毒素、肾上腺皮质激素等。

2. 非特异性防御功能的改变：主要表现为中性粒细胞趋化性受到抑制，调理素活性下降。有研究表明，中性粒细胞功能异常与败血症发生成正比。死亡病例其调理素活性处于抑制状态。

第六节　代谢反应

创伤后机体代谢显著加速，机体发生一系列复杂的生化变化。

（1）蛋内质：分解代谢加速，尿氮排出高，呈现负氮平衡；创伤后某些蛋白质（如血浆纤维蛋白、球蛋白）反而增加，说明创伤期间肝脏是合成代谢增加的源泉。

（2）糖代谢：是创伤后主要的代谢改变，表现为血糖急剧升高，尿糖也随之升高形成所谓创伤性糖尿病；糖异生增强，其意义在于维持血糖在较高水平，为主要创面和器官提供营养和能源。

（3）脂肪代谢：严重创伤后所需的脂肪氧化远远超过一般手术、禁食的氧化水平。这是因为，在创伤后动员体内脂肪储备，出现脂肪溶解，成为热量的主要来源，这时体内产生热量的80%来自脂类的氧化。

（4）水、电解质与维生素代谢：创伤早期，由于排尿、出汗、呼吸加快、发热使部分水分丢失，同时神经垂体分泌血管升压素抑制水的排出，使血钙降低，骨骼脱钙，血钠下降，血钾升高，维生素 C 潴留（伤后 5~10 天内每天给予维生素 C 0. 5g，不出现排泄，说明创伤修复很需要维生素 C），血清锌降低。

第七节　器官反应

1. 胃肠道：严重创伤患者胃、十二指肠可并发应激性溃疡。主要症状是胃肠道出血，发生部位多在胃部，而且常为多发性。

2. 肝脏：肝脏是重要的代谢器官，具有多种功能，因此，严重创伤时对肝脏是沉重的负担，许多肝功能指标（如胆红素、尿胆原、脑磷脂絮状反应等）均可出现异常变化，严重影响代谢和凝血因子等物质的合成。

3. 血液和骨髓：骨髓于创伤后早期多核巨细胞受到抑制，后期可释出大量血小板。血液的重要变化是凝血机制的改变，早期血小板急剧减少，常发生凝血障碍，血液内凝血酶原和第 V 因子减少。

第六章　创伤的全身性并发症

第一节　脂肪栓塞综合征

创伤后脂肪栓塞综合征是创伤，特别是长管状骨骨折后的严重并发症。是由来自骨髓与其他组织的脂肪、脂类物质，在乳化能力减弱、理化性质失常的血液中积成较大体积，栓塞于肺、脑、皮肤等器官的血管中而引起的以呼吸窘迫及中枢神经系统功能障碍为主要表现的综合征。

【病因】

1. 骨折：主要发生在脂肪含量丰富的长骨干骨折，尤以股骨干骨折为主的多发性骨折发生率最高。

2. 骨科手术：如髓内针内固定、关节置换及骨折复位等。

3. 软组织损伤：多由手术或外伤累及脂肪及软组织所致。

4. 其他原因：如烧伤、乙醇中毒、感染及糖尿病合并高血脂病所致的脂肪栓塞，偶见报道。

【临床表现】

1. 主要表现

（1）呼吸功能不全：常表现为呼吸急促，每分钟25次以上，可有胸闷、发绀、咳嗽、咳痰，听诊有水泡音。

（2）脑症状：主要表现为头痛、不安、失眠、易怒、谵妄、昏迷、痉挛、尿失禁等，或出现斜视、瞳孔不等大。也可伴有呕吐，尿失禁及自主神经功能紊乱等症状。

（3）皮下出血：伤后2~3天左右，双肩前部、锁骨上部、前胸部、腹部等皮肤疏松部位出现，也可见于结膜或眼底，伤后1~2天可成批出现，迅速消失，也可反复发生。

2. 次要表现

（1）发热：是脂肪栓塞综合征的常见症状之一，体温在38℃以上即有诊断意义。

（2）心动过速：心率常在120次/分以上，有时可达140次/分。

（3）视网膜变化：表现为白色绒毛状渗出、细小出血纹和痣点状水肿，如见有暗点，诊断即可明确。

（4）黄疸。

（5）肾变化：可有少尿，甚至无尿。

3. 辅助检查

（1）实验室检查：①血红蛋白下降，血小板减少，红细胞沉降率（血沉）加快，白蛋白降低。②尿中出现脂肪滴。③血清脂肪酶上升。④血中有游离脂肪滴。⑤血气分析显示明显的低氧血症。⑥凝血物质改变，如纤维蛋白分解产物增加，凝血酶原及凝血酶时间延长。

（2）胸部X线检查：表现为弥散性肺泡间质密度增加，或融合成斑片状阴影，以肺门及下肺野为主，呈“暴风雪”样影像或类似肺水肿改变。

（3）心电图检查：可显示心肌缺血及心肌劳损的ST改变。

【诊断】

目前尚无统一诊断标准，临床证实以Gurd诊断标准指导临床较为贴切，该诊断标准可归纳为三项主要指标、两项次要指标和七项参考指标。凡临床上有主要指标两项以上，或主要指标仅有一项而次要指标或参考指标有四项以上者，可诊断为脂肪栓塞综合征；如无主要指标，只有次要指标一项及参考指标四项以上者，应疑为隐性脂肪栓塞综合征。

1. 主要指标

（1）点状出血。

（2）呼吸系统症状，并肺部 X 线表现。

（3）无脑外伤的脑部症状。

2. 次要指标

（1）动脉血氧分压低（<8.0 kPa）。

（2）血红蛋内下降（<100 g/L）。

3. 参考指标

（1）脉搏快（>120 次/分）。

（2）发热在 38 ℃以上。

（3）血小板减少。

（4）尿中出现脂肪滴。

（5）血沉>70mm/lh 以上者。

（6）血清脂肪酶上升。

（7）血中有游离脂肪滴。

【鉴别诊断】

1. 休克：脂肪栓塞一般血压不下降，没有周围循环障碍，血液不但无休克时的浓缩，反而稀释，但有血红蛋白下降，血小板减少，晚期两者均有弥散性血管内凝血（DIC）现象。

2. 颅脑伤：有头部外伤史和典型临床表现，且腰椎穿刺、MRI、CT 等检查有阳性表现。

3. 呼吸窘迫综合征：脂肪栓塞是呼吸窘迫综合征的病因之一，当引起呼吸衰竭时，即可归纳为呼吸窘迫综合征。

4. 败血症：多见于开放性损伤，而脂肪栓塞多见于闭合性骨折，可有弛张热，白细胞升高或降低，血培养可发现致病菌。

【治疗】

1. 呼吸支持疗法：可用鼻饲管或氧气面罩给氧，必要时或间歇给予正压呼吸或行气管内插管或气管切开。

2. 保护脑部：降温、脱水、镇静。

3. 药物疗法

（1）肾上腺皮质激素：常用量为氢化可的松于第 1 天、第 2 天、第 3 天分别为 1000 mg、500 mg、200 mg，3~5 天后骤停。

（2）抗脂栓药物的应用：①抑肽酶：治疗量 40 万~100 万 U/d。

②低分子右旋糖酐：成人 500~1000 mL/d，儿童 10~20 mL/（kg · d）。

③肝素：剂量为 2500 U，6~8 小时一次。

（3）利尿剂：常用 20% 甘露醇 250 mL 和呋塞米 20~40 mg，每日 1~2 次。

（4）高渗葡萄糖与胰岛素合用。

（5）其他药物：如白蛋白、5% 乙醇加 5% 葡萄糖 100 mL 静脉滴注，每 12 小时一次，连用 4 天。

4. 抗感染，纠正水、电解质和酸碱平衡紊乱。

5. 加强监护：如血气、生命体征、心电图等。

第二节　急性肾功能衰竭综合征

严重创伤后，在几小时至数日内出现肾脏功能急剧的进行性减退，表现为氮质血症以及水、电解质和酸碱平衡失调，发生少尿或无尿并伴有尿毒症时，称为急性肾功能衰竭（ARF）。

【病因】

可分肾前性、肾源性、肾后性和肾性 ARF。

1. 肾前性 ARF：低血压，低血容量和肾灌注减少是常见原因，如各种休克。

2. 肾源性 ARF：常见于肾脏血管和肾脏本身疾患，如肾血管损害，肾肿瘤等。

3. 肾后性 ARF：多为尿路梗阻所致。

4. 肾性 ARF：常见于肾中毒和肾缺血。

【诊断】

1. 病史：广泛组织损伤，严重挤压伤，各种损伤引起的创伤性休克等。

2. 临床表现

（1）少尿或无尿期：24 小时尿量不足 400 mL 为少尿，在 50 mL 以下即为无尿。此期一般 8~14 天，平均为 11 天。

临床上常表现为水、电解质、酸碱平衡紊乱：①水中毒：由于水潴留导致多组织器官水肿，如肺水肿、脑水肿，最终导致死亡。②高钾血症、高血磷和低血钠，以及低氯和低血钙。③氮质血症：主要表现为恶心、呕吐、腹胀、腹泻等消化道症状。④酸中毒：由于酸性物质在体内积聚，主要表现为代谢性酸中毒。⑤贫血及出血倾向。⑥感染：以呼吸道、泌尿系和伤口感染最多见。

（2）多尿期：表现为：①多尿：病后 2 周左右开始多尿，此期开始的标志是每天尿量超过 400 mL。有两种增加方式：第一种为突然增加，一日尿量超过 1500 mL；第二种为逐渐增加，平均每天增加 200~300 mL；第三种是缓慢增加，每天尿量达到 500 mL 的时候停滞不前，如尿量不再增加，提示预后不良。②电解质紊乱：表现为缺钠性低钠血症、低钾血症，低钙血症和低镁血症。

（3）恢复期：病后2~3个月进入恢复期，部分肾脏破坏严重患者，仍可遗留慢性肾功能不全症状。

3. 实验室检查

（1）尿液检查：①常规检查：有蛋白、红细胞及管型。②比重：固定在1.010左右。③尿中尿素含量下降，尿尿素、血尿素的正常比值为20∶1；ARF时比值变小，若比值为5∶1时可确诊为ARF。

（2）血生化及电解质检查

1）非蛋白氮：临床可依尿素氮升高值确定为轻、中、重三型，其标准为每天尿素氮升高值分别<5.4 mmol/L（15 mg/dl）、5.4~10.8 mmol/L（15~30 mg/dl）、>10.8 mmol/L（30 mg/dl）。

2）血中电解质：血钾常多6 mmol/L，血钠在正常范围或略低，血镁增高1倍以上，血钙降低，磷酸盐比正常高2~3倍。

（3）肾衰指数（RFL）：RFI=［尿钠（mmol/L）×血肌酐（mmol/L）］/尿肌酐（μmol/24 h），RFI正常值≤1，肾前性>1，肾性及肾后性≥2。

【治疗】

1. 少尿或无尿期的治疗

（1）控制入水量：原则是“量出为入，宁少勿多”。每日补液量=显性失水+非显性失水-内生水。

（2）纠正电解质失衡：高血钾用钠和钙对抗。一般低钠不必急于纠正，当钠低于120 mmol/L出现脑水肿症状时可补钠。缺钙发生抽搐时可补给10%葡萄糖酸钙。

（3）纠正酸中毒：可给予碱性药物，常用的有碳酸氢钠、乳酸钠、三羟甲基氨基甲烷（THAM）。THAM不含钠，适用于少尿期且限制钠盐者。

（4）控制感染：应用抗生素，应避免使用肾毒性药物。

（5）营养：采用低蛋白、高热量、高维生素饮食。

（6）透析疗法：有血液透析和腹膜透析。透析指征为：①血尿素氮高于35.7 mmol/L（100 mg/dl）、血肌酐高于707 μmol/L（8 mg/dl）。②血钾高于6.5 mmol/L。③出现水中毒现象，经一般措施不能改善。

2. 多尿期的治疗：包括补给水和电解质、防治感染、加强营养和纠正贫血等。

第三节　多器官功能衰竭

多器官功能衰竭（MOF）是指严重创伤后短期内出现的一个以上器官的急性功能障碍。

【病因】

多器官功能衰竭其常见原因如下：

1. 多发伤，广泛的软组织损伤。

2. 范围广泛、复杂的手术，伴有休克，需大量输血。

3. 创伤后的脓毒症。

4. 诊断或处理上的失误：如未能适当补充循环血容量、未能及时发现呼吸衰竭、腹部创伤内出血手术不及时、手术中未曾清除的感染病灶。

【诊断指标】

MOF 的诊断指标，尚未达到统一。

【预防】

1. 处理各种创伤时应有整体观念，尽可能达到全面的诊断和治疗。

2. 重视病人的循环和呼吸，尽可能及早纠正低血容量、组织低灌流和缺氧。

3. 预防感染是防止各个器官功能衰竭的共同途径。

4. 及早治疗任何一个首先发生的器官衰竭，阻断病理的连锁反应。

【治疗】

1. 病因治疗：积极、彻底处理原发病。

2. 抗生素的应用：对严重创伤的病人，主张早期有效、足量、联用，必要时做培养和药敏。

3. 对衰竭器官的支持：利用呼吸机支持呼吸功能，利用血液净化来治疗肾功能衰竭或肝功能衰竭，正确使用强心药物，补充凝血因子，输新鲜血及血浆等措施。

4. 免疫调整治疗：可采用各种免疫调节剂或增强剂，包括新鲜冰冻血浆、冷沉淀物及各种特异性免疫血清。

5. 营养代谢支持：采用静脉全营养疗法可基本满足热量的补充，热量需要量计算公式：

男性热量需要量（kcal/d）= 66.7+13.75（kg）+5×身高（cm）−6.76×年龄（岁）

女性热量需要量（kcal/d）= 66.51+9.56×体重（kg）+1.85×身高（cm）−4.68×年龄（岁）

6. 纠正水、电解质及酸碱平衡紊乱。

第四节　弥散性血管内凝血

弥散性血管内凝血（DIC）是指在某些致病因子作用下，凝血因子或血小板被激活，使大量促凝因子引起血管内微血栓形成，同时或继发纤溶亢进，从而出现器官功能障碍，出血、贫血甚至休克的病理过程。其主要特征为凝血功能失常。

【病因】

引起DIC的原因众多，创伤引起DIC的原因，可分为局部因素、全身因素及治疗因素5类。

1. 局部因素

（1）创伤局部释出组织凝血活素。

（2）创伤时微循环血管断裂。

（3）创伤后组织缺血。

（4）缺血后再灌注损伤。

2. 全身因素

（1）低氧血症。

（2）休克为创伤的严重并发症。

（3）细菌内毒素及蛇毒、虫毒等。

3. 治疗因素：如输异型血、大量输血或输入革兰阴性杆菌污染的血液等。

【诊断】

DIC论断主要是根据临床表现和有关化验检查，而且要动态地进行观察，这是做出早期诊断最有效方法。

1. 临床表现

（1）突然发生多处栓塞或出血者。

（2）休克进展快而难治性休克者。

（3）静脉抽血很快凝固者。

（4）出现急性呼吸困难及肾功能衰竭者。

（5）原因不明的贫血并逐渐加

2. 实验室检查

（1）筛选试验（表 6–2）。

表 6–2　DIC 筛选试验

	正常值	DIC
血小板计数（$\times 10^9$/L）	100～300	≤100
凝血酶原时间（s）	12±2	≥15
纤维蛋白原量（g/L）	2～4	2
KPTT[Δ]（s）	31.5～43.5	延长 10 秒以上

Δ 为白陶土部分凝血活酶时间。

（2）纤溶活力试验（表 6–3）。

表 6–3　纤溶活力试验

	正常值	DIC
凝血酶时间（s）	10～20	≥25
优球蛋白溶解时间（min）	>120	120
FDP（mg/L）	<10	>10
纤溶酶原（mg/L）	68～128	减少
3P 试验[※]	阴性	阳性

※FDP 为纤维蛋白降解产物。3P 试验为血浆鱼精蛋白副凝试验。

筛选试验三项异常者即可确诊为 DIC。如两项异常而满足纤溶活力试验两项者，可诊断为 DIC；仅满足于筛选试验一项或完全不满足者，而满足于纤溶活力试验四项者应加上纤维蛋白血栓阳性者方可成立诊断。

【治疗】

1. 积极治疗原发病：迅速根除引起 DIC 的病因是治疗弥散性血管内凝血

的根本措施。

2. 抗凝治疗

（1）肝素疗法：肝素是防治 DIC 的首选抗凝药物，适用于 DIC 的高凝血期、消耗性低凝血期以及消耗性低凝血期与继发性纤溶期同时存在者。对于有出血倾向，DIC 晚期已进入纤溶亢进阶段者则是禁忌证。

剂量与用法：肝素的应用宜早不宜晚。若 DIC 诊断肯定，则可用较大剂量，以 125 U/kg 加入葡萄糖内静脉滴注，每 6 小时一次。急性 DIC 早期每天约需 30 000 U，连用 3 天；急性晚期或亚急性、慢性 DIC 者剂量宜小，平均每天 10 000~15 000U。

（2）抗凝血酶 HI：每次剂量为 1000~1725 U 静脉滴注，第

2~3 天可再给 500U，同时加输肝素 500~1500 U 激活。一般维持抗凝血酶Ⅲ >80%时，有利于肝素充分发挥抗凝作用。

3. 抗血小板凝聚药物：宜早不宜晚。

（1）低分子右旋糖酐：每次 500 mL，每日 1~3 次，每日总量在 1500 mL。

（2）双嘧达莫：临床多与肝素联合应用，常用量为每次 200 mg，每 4~6 小时一次，一日最大量为 600~1000 mg，溶于 50%葡萄糖溶液或低分子右旋糖酐内静脉滴注至凝血时间正常后停用。

（3）阿司匹林：常用量为 1. 0~1. 5 g，分 2~3 次口服。

4. 补充凝血因子：输血或血液制品，如血小板浓缩液、血液冷沉淀物、纤维蛋白原等。

5. 纤维蛋白溶解药物：如急性 DIC 已过渡到继发性纤溶期，多不需溶栓治疗。溶栓疗法有助于微血栓溶解，从而改善微循环。常用的是链激酶、尿激酶。

6. 纤维蛋白溶酶抑制剂：常用的 6-氨基已酸，氨甲苯酸（PAMBA）、抑肽酶。

7. 其他：如止血、护肝、补充血容量、应用糖皮质激素。

第五节　挤压综合征

挤压综合征是指肢体、臀部等肌肉丰富部位受到压砸或长时间重力压迫后，受压肌肉组织大量变性、坏死，出现以肌红蛋白尿、高钾血症和急性肾功能衰竭为特征的一种病理过程。

【病因】

1. 挤压与压砸：多见于地震、塌方、战争、车祸等因素。

2. 急性骨筋膜间隔综合征。

【诊断】

1. 病史：有严重的肢体挤压伤、压砸伤、四肢固定不恰当、止血带使用不当和筋膜间隔综合征处理失当等病史。

2. 临床表现

（1）局部症状：创伤后肢体严重肿胀，呈进行性加重，伤肢坚硬，张力极大，并有水疱形成，皮肤逐渐由潮红—花斑状—暗褐色—坏死脱落，疼痛剧烈，感觉及运动障碍。

（2）全身症状

1）休克。

2）肌红蛋白尿：是诊断挤压综合征的重要诊断依据之一，也是区别挤压综合征与急性肾功能衰竭的标志。于伤肢解压后 12 小时达到最高峰，出现深褐色或酱油色尿，而后逐渐下降，经过 1~2 天后尿色可逐渐转清。

3）高钾血症：大量肌肉损伤坏死，细胞内钾离子大量释放入血，兼之肾功能不全，排泄困难，血钾浓度迅速上升，几呈直线增高，每日升高可达 2

mmol/L，严重者 24 小时可达致死量。

4）酸中毒与氮质血症：临床出现酸中毒与氮质血症的一系列症状，如意识不清、呼吸深大、烦躁不安、口渴、恶心等。

3. 实验室检查

（1）尿常规：尿液呈棕褐色或酱油色，内含红细胞、血红蛋白、肌红蛋白、色素颗粒等管型。

（2）尿比重：连续监测，若<1.018，是急性肾功能衰竭的重要诊断标志。

（3）HU 生化：AST 可达 2000 U 以上，CPK 高达 500 000 U 以上，血钾呈显著、直线上升。

【治疗】

分局部处理和全身处理。

1. 局部处理：主要是指对伤肢的处理。

（1）一般处理：挤压肢体解压后均应暂时固定，减少活动，并严密观察有无筋膜间隔综合征发生。

（2）切开减压：凡有明显病史，有明显肿胀、剧烈疼痛、功能障碍、尿潜血或肌红蛋白尿阳性，均应立即切开受累筋膜间隔，彻底减压，有坏死肌肉者一并切除。

（3）伤肢灌洗：近年来有学者采用伤肢灌洗以降低血液内有害物质。方法是在伤肢高位扎止血带，动、静脉分别插管，自动脉管注入低分子右旋糖酐，静脉管排出。

（4）截肢术指征：①肢体肌肉坏死，全身中毒反应明显、危及生命者。②伤肢合并特异感染，危及生命者。

2. 全身治疗

（1）补充血容量。

（2）碱化尿液。

（3）利尿，解除肾血管痉挛。

（4）抗感染，纠正水、电解质及酸碱平衡紊乱。

第六节 血栓形成与肺栓塞

在活体的心脏或血管腔内，血液发生凝固或血液中的某些有形成分互相凝集，形成固体质块的过程，称为血栓形成。当血栓脱落，随着血液流动，阻塞肺部血管管腔时，引起肺栓塞。

【病因及发病机制】

1. 心血管内膜的损伤。

2. 血液状态的改变，如血流缓慢，特别是下肢骨折牵引、长期卧床患者。

3. 血液的凝固性增加。

上述因素可因创伤、手术等应激而被增强。

【诊断】

1. 有创伤史或创伤后长期卧床史。

2. 临床表现

（1）患肢疼痛与肿胀：疼痛较轻。

（2）压痛：常为血栓所在部位。

（3）Homans 征阳性：即将患足急剧背伸引起腓肠肌紧张时，可激发疼痛。

（4）浅静脉曲张，压力升高。

（5）全身症状：体温升高，可有轻度心动过速或倦怠不适。

(6) 肺动脉栓塞：起病急剧或隐匿，患者发生气促、发绀、休克，甚至因急性呼吸循环衰竭而猝死。其栓子约 90%以上来自下肢深部静脉。

3. 特殊检查

(1) 凝血学检查：主要是检测凝血、抗凝和血小板功能，有：①凝血因子活性增高。②抗凝物质减少。③FDP 增多。

④血小板黏附性和聚集性增高。

(2) 物理检查：①血管造影法：是诊断血管栓塞病的可靠方法。②血栓标记法：利用放射性核素标记的、可被血栓摄取的物质，作为检测血栓的指标。临床常用^{125}I 等。

(3) 超声检查。

(4) CT 检查。

【治疗】

1. 抗凝疗法

(1) 肝素：一般在新鲜血栓形成时或已有栓塞的患者每日给予 25 000~40 000U，也可分为 3 次行皮下注射。

(2) 口服抗凝剂：多数属于维生素 K 拮抗剂，临床上常用的有华法林、双香豆素和醋硝香豆素。首日常用剂量为华法林 20~40 mg、双香豆素 200~300 mg，醋硝香豆素 12~16 mg，次日约减少一半剂量，然后根据病情给维持量。

2. 溶栓疗法

(1) 尿激酶：每日常用剂量为 6 万~30 万 U，也可大至 100 万~300 万 U，静脉滴注或缓慢静脉注射（15 分钟）。

(2) 链激酶：每日常用剂量为 100 万~200 万 U，或高达 300 万 U，静脉滴注或静脉注射。

3. 外科手术：主要是预防肺栓塞，常用方法有髂、股静脉血栓摘除术，双侧股静脉结扎术等。

第七节　筋膜间隔综合征

筋膜间隔综合征即由骨、骨间膜、肌间隔和深筋膜形成的筋膜间隔内的肌肉和神经因急性缺血而产生的一系列早期症状和体征；最常发生于前臂掌侧和小腿。

【病因】

筋膜间隔综合征是由于筋膜间隔内压力增高所致，因有：

1. 筋膜间隔容积骤减

（1）敷料包扎过紧，如绷带、石膏、小夹板等包扎过紧。

（2）严重的局部压迫，如地震时肢体长时间被重物挤压。

2. 筋膜间隔内容物体积骤增

（1）缺血后水肿。

（2）软组织严重挫伤、烧伤。

（3）小腿的剧烈运动。

（4）出血：发生于筋膜间隔内的出血。

【病理】

皮肤、肌肉与神经干对缺血的耐受性不同，肌肉耐受缺血时间最短，大约完全缺血 4 小时即可发生坏死，血运再通后也不能恢复，肌肉中心坏死严重，周围靠肌膜部可有肌细胞存活。神经干对缺血的耐受性虽较肌肉长，但比较敏感，缺血 30 分钟即可出现神经功能障碍，缺血 12～24 小时可致永久性功能丧失。皮肤对缺血耐受性最高，肢体皮肤部分缺血，但一般无坏死。约 1 个月后，坏死肌肉因纤维化而挛缩，于 3～4 个月间呈现挛缩畸形。同时，由于神经损害而出现麻痹。

【诊断】

1. 临床表现

（1）症状：疼痛及活动障碍是主要症状。疼痛剧烈，呈持续性、进行性加剧，为本症最早期的症状。

（2）体征：肿胀、压痛及肌肉被动牵拉痛是其重要体征，触诊可感到室内张力增高，远侧脉搏和毛细血管充盈时间正常。

以上症状、体征是早期表现。若不及时处理，缺血将继续加重，发展为缺血性肌挛缩和坏疽。缺血性肌挛缩的五个主要临床表现可归纳为五个“P”字：①由疼痛转为无痛。②苍白或发绀、大理石花纹等。③感觉异常。④肌肉瘫痪。⑤无脉搏。

2. 筋膜间隔内压力的测量：对明确诊断及手术指征有重要参考意义，较现代的测压装置设计有多种。目前公认 4 kPa（30 mmHg）是确诊筋膜间隔综合征的临界点，超过此值，应立即切开减压。

【治疗】

筋膜间隔综合征应早诊断，早治疗，否则后果十分严重，轻则神经及肌肉坏死，导致肢体畸形及神经麻痹，而且恢复困难，严重者则发生肢体坏死。

1. 非手术疗法：近年来有人应用非手术疗法治疗早期筋膜间隔综合征取得了一定疗效，但必须严格掌握适应证，并连续密切观察，一般在 3~4 小时无效即应立即放弃保守治疗而行切开减压术。

（1）适应证：适于伤后早期，肢体严重肿胀，剧烈疼痛，肢体远端牵扯痛，感觉障碍，脉搏搏动减弱或不能触及，微循环充盈时间正常或稍慢者。

（2）方法：20%甘露醇 250 mL 快速静脉滴注，中间用液体维持，2 小时后再用 250 mL 快速滴注。

2. 手术治疗：手术切开是防止肌肉和神经发生缺血性坏死的最有效手段。切开要彻底，一般选择受累筋膜间隔的长轴肿胀最严重且肌肉丰富部位做纵行切口或“S”形切口，筋膜切口与皮肤切口一致或略大，肌膜也应切开。切口位置：

（1）上臂前侧沿肱二头肌长轴，背侧沿肱三头肌长轴。

（2）前臂掌侧或背侧均取正中切口。

（3）大腿前侧于股四头肌上，后侧于股二头肌的内侧，内侧于内收肌上，也可沿外侧纵行切开。

（4）小腿前侧沿胫前肌群，外侧在腓骨肌，后侧浅层经内侧切口于腓肠肌上，深层将腓肠肌与比目鱼肌向后牵开后做胫骨后内侧缘切开。

3. 其他：切开减压后，大量坏死组织的毒素入血，应积极防治失水、酸中毒、高血钾症、肾功能衰竭、心律失常、休克等严重并发症。

第八节　急性呼吸窘迫综合征

急性呼吸窘迫综合征（ARDS）是见于创伤、休克、大手术后或严重感染患者的治疗过程中忽然发生的以急性进行性呼吸困难和低氧血症为特征的综合征。

【病因】

1. 休克。
2. 脂肪栓塞。
3. 颅脑损伤。
4. 大型手术后。

【诊断】

1. 临床表现

（1）呼吸困难：在原有疾病的基础上患者突然出现呼吸困难和缺氧，呈进行性加重，呼吸次数可达30次/分以上，吸气时可见到肋间隙及胸骨上窝凹陷。

（2）发绀：早期发绀较轻，随着病情的发展，晚期多数可有发绀，且一般吸氧疗法不能改善。

（3）肺部检查：早期肺部体征往往不明显，病程后期或因肺部病变引起者，可听到支气管呼吸音及湿性音。

2. 辅助检查

（1）肺部X线表现早期多无异常表现；中期可呈粗网状阴影、毛玻璃样改变或弥漫性小片状浸润阴影，可见支气管相；重度时两肺大部分密度普遍增高，支气管相明显。

（2）实验室检查：以顽固性低氧血症，动脉氧分压差高度增加为特点。

【治疗】

1. 呼吸疗法：用定容、定压呼吸机辅助呼吸，以纠正低氧血症和低碳酸血症。

（1）对ARDS初期病人，可用戴U罩的持续气道正压通气，必要时气管插管。

（2）对ARDS进展期的病人，现多选用呼气末正压通气（PEEP）和间歇性强制通气。

2. 维护循环：输液，以晶体溶液为主，适当予以白蛋白或血浆，再酌情应用利尿剂，应监测尿量、中心静脉压。酌情选用多巴胺、毛花苷C、硝普钠、硝酸甘油等心血管药物及能量合剂。

3. 治疗感染：脓毒症是 ARDS 的常见病因，且 ARDS 发生后又可并发肺部感染，因此抗感染疗法是必要的。

4. 其他治疗

（1）肾上腺皮质激素的应用：早期应用，应用药理学剂量。

（2）肝素：因 ARDS 病人 DIC 发生率很高，而 DIC 又能引起 ARDS，故对是牵抗凝治疗，各家意见不一。

（3）采用静脉营养，维持水、电解质和酸碱平衡。

（4）兼顾其他器官（如肾、肝等）的功能，并采取相应的措施。

第七章　骨折愈合

第一节　骨折愈合的概念

骨折愈合是指骨折断端间的组织修复反应，这种反应表现为愈合过程；最终结局是恢复骨的正常结构与功能。这一过程与软组织愈合不同，软组织主要通过纤维组织完成愈合过程，而骨折愈合还需要使纤维组织继续转变为骨来完成骨愈合过程。

第二节　骨折延迟愈合

骨折经过治疗后，在正常愈合所需的时间内，仍未达到骨折完全愈合的标准，即称为骨折延迟愈合。这里指的所需时间为 4 个月。但是 4 个月未能达到愈合标准的骨折，有些到 8 个月也未能愈合，这些应当属于骨折不愈合，不应视为骨折延迟愈合。在另一种情况下，骨折虽经 4 个月的治疗，由于有害应力未消除或固定不合理等，X 线片未显示骨痂，但只要在以后的 4 个月找出以前的不合理治疗，改变治疗方法，纠正不合理因素，骨折还是可以愈合的，因而不能看成是骨折不愈合，而应视为骨折延迟愈合。因血液循环供应不足，外伤破坏程度较大，4 个月显示极少量骨痂或仍有骨折断异常活动，都可以认为是真正的骨折延迟愈合。

【骨折延迟愈合的处理】

1. 及时检查发现固定上的问题：石膏固定在治疗期间可以松动，在骨折端产生对骨愈合有害的应力，所以必须更换石膏，使其能达到较完善的固定；小夹板需经常调整松紧度。牵引力量是否过大，要经常测量肢体长度，及时调整重量及牵引力线。若有骨折延迟愈合，应延长固定时间。

2. 加强全身营养，补足钙、维生素及蛋白质等。必要时辅以中成药治疗。

3. 加用电磁刺激。

4. 加外压固定架的应用。

5. 若有感染，要改善局部引流，迅速控制感染，力争伤口早日愈合。

6. 骨折愈合刺激素的应用，如金葡液局部注射等。

第三节　骨折不愈合

凡骨折 8 个月后，骨折两端仍未达到骨性连接的骨折，称为骨折不愈合。有很多骨折两端仅以软骨或纤维组织相连，只要他们不进一步骨化，且无骨小梁通过时，都称为骨折不愈合。

【骨折不愈合的处理】

1. 植骨术：应注意骨折部位的情况，如感染、瘢痕、骨折端硬化、脱钙等。只有当骨折局部情况良好时，植骨成功率才高，一般多采用自体骨移植。

2. 骨折端加压治疗：可分为骨外穿针固定架加压治疗，加压螺纹钉治疗和加压钢板治疗。

3. 电刺激治疗：可分为直流电针刺激治疗和脉冲电磁场治疗法。

4. 诱导成骨。

5. 人造骨移植。

第四节　骨折畸形愈合

从功能意义上讲，骨折在非正常解剖位置上愈合并影响或潜在影响功能者，即为骨折畸形愈合。

骨折畸形愈合，若畸形较轻，不影响功能时，无需治疗。畸形较重，影响功能，可行人为外力骨折，将畸形愈合处折断后，重新复位、固定。若畸形愈合处已无法折断，可行截骨矫形术。

第八章　骨折、损伤、脱位

第一节　骨折概论

骨的完整性和连续性中断，称骨折。

【病因】

1. 直接暴力：骨折发生在直接作用的部位。

2. 间接暴力：暴力通过传导、杠杆或旋转作用使远处发生骨折。

3. 肌拉力：肌肉突然猛烈收缩，可拉断肌肉附着处的骨质。

4. 疲劳骨折：长期、反复、轻微的应力可集中在骨骼的某一点上发生的骨折。

5. 骨病：有骨骼疾病（如肿瘤、骨髓炎等），受轻微外伤即骨折，又称病理性骨折。

【分类】

1. 按骨折线形状分类：分为横形、斜形、螺旋形、粉碎性骨折以及嵌插骨折、压缩骨折、骨骺分离。

2. 按骨折发生部位分类：分为骨干骨折、关节内骨折及骨骺分离等。

3. 按骨折程度分：分为完全性骨折及不完全性骨折，后者也称青枝骨折。

4. 按骨折断端是否与外界相通分：分为闭合性骨折与开放性骨折。

5. 按伤后时间分：分为新鲜骨折及陈旧性骨折。新鲜骨折为伤后3周以内的骨折，陈旧性骨折为伤后超过3周的骨折。

【骨折段的移位】

1. 成角移位。
2. 侧方移位。
3. 缩短移位。
4. 分离移位。
5. 旋转移位。

【诊断】

（一）询问病史

1. 受伤原因、机制、时间和外伤部位。
2. 主要疼痛及畸形部位与功能障碍情况，有无伤口，出血量多少，有无意识障碍，胸腹疼痛等。
3. 伤后如何急救，伤口经何种处理，止血带使用的种类、部位和时间。
4. 既往有无重要器官疾病及药物过敏史。

（二）骨折专有体征及骨折其他表现

1. 骨折的专有体征：①畸形。②反常活动。③骨擦音或骨擦感。

2. 骨折后其他表现

（1）休克：多见于多发性骨折、骨盆骨折及合并其他复合伤，如大出血、剧烈疼痛或并发内脏损伤。

（2）疼痛、压痛。

（3）局部肿胀、瘀斑：由于骨折后，骨髓、骨膜及周围软组织内的血管破裂出血所致。

（4）功能障碍：由于骨折后，使肢体内部断裂和疼痛所致。

（三）骨折 X 线检查

X 线检查不仅有助于对骨折的进一步诊断，而且对治疗也有具体的指导意义。

【治疗原则】

1. 复位：将移位的骨折段恢复正常或接近于正常的解剖关系，重建骨骼的支架作用。

2. 固定：骨折愈合需一定时间，用固定的方法将骨折维持于复位后的位置，待其坚固地愈合。

3. 功能锻炼：在不影响固定的前提下应尽快恢复患肢肌、肌腱、关节囊、韧带等软组织的舒缩活动。

【骨折的急救】

1. 一般处理：凡有骨折可疑病人均按骨折处理。注意全身情况，如有休克，应首先处理休克。一切动作应轻柔、谨慎、稳妥，尽量少搬动患肢，及时实行临时夹板固定。

2. 创口包扎：创口出血用绷带压迫止血或上止血带止血，并记录上止血带的时间。如果没有条件，应就地用当时认为最清洁的布类包扎。

3. 妥善固定：急救固定的目的有三：

（1）避免骨折端搬运时因移动而更多地损伤软组织、血管、神经或内脏。

（2）骨折固定后可止痛，有利于防止休克。

（3）便于运输，若备有特殊的夹板最为妥善，否则，应就地取材，如树枝、木棍、木板、步枪等。若一无所有，也可将受伤的上肢绑在胸部，将受伤的下肢同健肢一同捆绑起来。

4. 迅速运输：病人经妥善固定后，应迅速运往医院。

【并发症】

1. 休克。
2. 感染：开放性骨折有发生化脓性感染和厌氧性感染的可能。
3. 内脏损伤：①肺损伤。②肝、脾破裂。③膀胱、尿道、直肠损伤。
4. 重要动脉损伤。
5. 脊髓损伤。
6. 周围神经损伤。
7. 脂肪栓塞。
8. 坠积性肺炎。
9. 压疮。
10. 损伤性骨化。
11. 创伤性关节炎。
12. 关节僵硬。
13. 缺血性骨坏死。
14. 缺血性肌挛缩。

第二节　上肢骨折

锁骨骨折

锁骨骨折是常见的骨折之一，占全身骨折的 6%左右，见于青少年及儿童。

【病因及分类】

锁骨骨折好发于中 1/3 处，多由间接暴力引起，如跌倒时手掌及肘部着地，传导暴力冲击锁骨发生骨折，多为横行或短斜行骨折。直接暴力亦可以从前方或上方作用于锁骨发生横断形或粉碎性骨折，幼儿多为青枝骨折。

完全性骨折后，近骨折段因受胸锁乳突肌的牵拉而向上、向后移位。远折段因肢体重量作用向下移位，又因胸大肌、胸小肌、斜方肌、背阔肌的作用向前、向内移位而致断端重叠。

【临床表现及诊断】

有外伤史，伤后肩锁部疼痛，肩关节活动受限。因锁骨全长位于皮下，骨折后局部有明显肿胀、畸形、压痛，扪诊可摸到移位的骨折端。其典型体征是痛苦表情、头偏向患侧使胸锁乳突肌松弛而减轻疼痛，同时健侧手支托患肢肘部以减轻因上肢重量牵拉所引起的疼痛。

婴幼儿不能诉说外伤经过和疼痛部位，多为青枝骨折。当局部畸形及肿胀不明显，但活动患肢及压迫锁骨患儿啼哭叫痛时，应考虑有锁骨骨折的可能，必要时可拍锁骨正位 X 线片以协助诊断。

诊断骨折的同时，应检查有无锁骨下动、静脉以及臂丛神经的损伤，是否合并有气胸。

【治疗】

1. 幼儿青枝骨折可仅用三角巾悬吊3周。

2. 有移位的锁骨骨折，可行手法复位后以“8”字形绷带固定4周。复位时，患者取坐位，双手叉腰，挺胸，双肩后伸以使两骨折端接近，术者此时可复位骨折。然后，在双侧腋窝用棉垫保护后以宽棚带做“X”形固定双肩，经固定后要密切观察有无血管、神经压迫症状，卧床时应取仰卧位，在肩胛区垫枕使两肩后伸。

3. 切开复位内固定，对开放性骨折或合并血管神经损伤者可行内固定。血管损伤者以及不愈合的病例，可行切开复位克氏针内固定。

锁骨骨折绝大多数皆可采用非手术治疗，虽然多数骨折复位并不理想，但一般都可达到骨折愈合。畸形愈合并不影响功能，儿童锁骨骨折日久后，甚至外观可不残留畸形，因此无必要为追求解剖复位而反复整复及行手术治疗。

肩胛骨骨折肩胛骨前后均为肌肉包绕，骨折较少见，约占全身骨折的0.2%。肩胛骨骨折不同的发生部位有着不同的致伤机制，临床表现和治疗也不尽相同，以下按几个部位分别叙述。

肩胛体骨折

【病因】

体部骨折是肩胛骨骨折中最常见的部位，主要由暴力引起，固肩胛骨前后均有肌肉保护，多无明显骨折移位。

【临床表现及诊断】

肩胛部疼痛、肿胀，患肩活动时疼痛加重，因而不能做充分外展活动。因系直接暴力伤，致伤局部常有明显肿胀及皮肤的擦伤或挫伤，有明显压痛及肩部运动障碍。根据外伤史、体征及X线片检查结果，诊断不困难。

同时要注意检查有无肋骨骨折或胸腹脏器伤合并存在的可能。

【治疗】

因肩胛骨体部骨折一般移位不大，且有肌肉保护，骨折多可自愈。用三角巾悬吊伤肢，2~3周后，开始行肩关节功能锻炼。

肩胛颈及肩胛盂骨折

【病因】

此种骨折多由间接暴力引起。

【临床表现及诊断】

肩胛颈或肩胛盂骨折外观多无明显畸形，易于漏诊。

检查肩部及腋窝部肿胀、压痛，被动旋转肢骨时疼痛加重，可试出骨擦音。移位型肩胛颈骨折可有肩峰突出、方肩等类似肩关节脱位的临床表现，但患肢无弹性固定的表现，且肩关节可有轻柔的被动活动，X线片可证实骨折而排除肩关节脱位。

【治疗】

一般无移位或移位不大的骨折，不需手法整复，持续牵引3~4周后去除牵引，改用角巾悬吊，并行伤肢功能锻炼。

肩峰骨折

【病因】

由于肩峰突出于肩部，多为自上而下的直接暴力打击或由于肱骨强烈的杠杆作用引起肩峰骨折。如为肩峰底部骨折，由于三角肌的牵拉和肢体重力的作用，骨折远端可向前下移位。

【临床表现及诊断】

伤肩肿胀、压痛、外展时疼痛加重，X线片可协助诊断。

【治疗】

无移位的肩峰骨折，可以三角巾悬吊。对有移位的骨折可试行手法复位并以胶布固定，同时加用三角巾悬吊伤肢3~4周。

喙突骨折

肩胛骨喙突骨折极为少见，多合并于肩锁关节脱位或肩关节脱位，仅需治疗脱位，喙突骨折本身不需特殊处理。

肱骨上端骨折

肱骨上端骨折包括肱骨大结节骨折、肱骨解剖颈骨折（肱骨上端骨骺分离）及肱骨外科颈骨折等。其中，以肱骨外科颈骨折最为多见。

肱骨大结节骨折

【病因】

肱骨大结节骨折可单独发生，也可合并于肩关节脱位，暴力可为直接暴力也可为间接暴力。

【临床表现及诊断】

致伤病员伤后肩部外侧疼痛，活动上臂疼痛加重，局部肿胀、压痛、上臂外展受限，肩关节正位片可显示骨折。

1. 对无移位的肱骨大结节骨折，可仅用三角巾悬吊，约 1 周后开始自主活动，4 周后伤肩可随意活动。有肩关节前脱位者，肩关节整复后大结节也多可自行复位，可按肩关节前脱位治疗。

2. 对移位较多手法不能整复者，应考虑行开放复位内固定。不切开复位则肩袖失去止点，将严重影响肩部外展功能。术后外展架固定 3 周，并加强伤肢功能锻炼。

肱骨上端骨骺分离或解剖颈骨折

肱骨上端有三个骨骺，即肱骨头、大结节及小结节。于 5～8 岁时三个骨骺融合成为肱骨上端一个骨骺，至 19～21 岁骨骺与肱骨干融合。因此，肱骨上端骨骺分离多见于 7～18 岁，此后成人则发生肱骨解剖颈骨折。

【病因及分类】

肱骨上端骨骺分离（或骨折）多因跌倒时上肢外展及前屈、旋转，暴力沿肱骨向上传导作用于骺板或解剖颈所致。依骨折端稳定情况可分为：

1. 稳定型：原始损伤前后移位少于干骺断面1/4，前倾少于20°的内收型，外展型虽然极少发生，但由于整复及固定后肩关节易处于内收位，骨折容易得到稳定，故亦属于稳定型。

2. 不稳定型：骨骺分离前后移位超过干骺断面的1/3，成角大于20°。

【治疗】

1. 无移位或稳定型骨骺分离可以三角巾悬吊3周，然后开始功能锻炼，在伤后2个月左右肩部功能可基本恢复正常。

2. 手法复位外固定，复位后常需肩外展、屈曲才能维持整复后的位置，可用外展架及石膏外固定。

3. 对移位明显的骨折可采用切开复位，缝合固定或用克氏针交叉固定。术后3周拔出钢针，开始练习活动。禁用螺钉固定，以免损伤骨骺。解剖颈骨折有可能发生肱骨头无菌性坏死，可采用肱骨头切除术，术后可保持肩部一定范围的活动。近年来有采用人工肱骨头置换术。

肱骨外科颈骨折

肱骨外科颈位于解剖颈以下2~3 cm，为骨松质、骨密质相邻之部，常易发生骨折，各年龄段均可发生，老年人较多。

【病因及类型】

此骨折多为间接暴力所致，如跌倒时手着地，暴力沿肱骨干向上传导冲击引起骨折。肱骨外科颈骨折可分为以下几类：

1. 裂纹型骨折：多由直接暴力引起。

2. 外展型骨折：跌倒时上肢处于外展位，并使骨折远端呈外展，形成骨折端向内成角移位，有时两骨折端可相互嵌插或交错重叠移位。

3. 内收型骨折：跌倒时上肢内收位，形成骨折端向外成角移位，两骨折端内侧常可嵌插。

【临床表现及诊断】

根据外伤史、肩部肿痛、肩部活动时疼痛加重、肱骨上端周围明显压痛及肩部正、侧位 X 线片即可确诊。且 X 线片可显示骨折的类型，以供治疗参考。

【治疗】

1. 对于无移位骨折、嵌插型骨折或轻度移位骨折不需整复，只用三角巾悬吊 3 周，早期开始功能锻炼。

2. 对有重叠移位，特别是青壮年应使骨折整复满意，复位后以外展架和超肩关节小夹板固定，外固定于 4~5 周后拆除。

3. 对移位严重、手法复位或固定治疗失败、治疗时间较晚不能手法整复者，可行切开整复内固定，术后外展架固定 4~6 周。

肱骨外科颈骨折邻近关节，易发生关节粘连，造成功能障碍。因此，治疗中应强调加强早期功能锻炼，老年患者尤应如此。

肱骨干骨折

肱骨干骨折指肱骨髁上与胸大肌止点之间的骨折。

【解剖概要】

肱骨干中段后外侧有桡神经沟，桡神经在其内紧贴。当肱骨中、下 1/3 交界处骨折时，易合并桡神经损伤。上臂有多个肌肉附着点，故不同平面骨折所致骨折移位也不同。

【病因及移位】

1. 直接暴力多致中、上 1/3 骨折，多为横行或粉碎骨折。

2. 传导暴力多见于中、下 1/3 段骨折，多为斜行或螺旋形。

3. 旋转暴力多可引起肱骨中、下 1/3 交界处骨折，所引起的肱骨骨折多为典型螺旋形骨折。

如骨折平面在三角肌止点上者，近折端受胸大肌、大圆肌、背阔肌牵拉向内移位，远折端因三角肌、肱二头肌、肱三头肌作用向外上移位。如骨折平面在三角肌止点以下，近折端受三角肌和喙肱肌牵拉向外前移位，远折端受肱二头肌、肱三头肌作用向上重叠移位。

【临床表现及诊断】

此种骨折均有明显的外伤史，若有局部肿胀、压痛、畸形、反常活动及骨擦音，均可诊断骨折。X 线检查，不仅可确诊骨折，还可明确骨折部位、类型及移位情况，以供治疗参考。如合并桡神经损伤者，可出现典型垂腕、伸拇及伸掌指关节功能丧失以及手背桡侧皮肤有大小不等的感觉麻木区。

【治疗】

肱骨被丰厚的肌肉包绕，所以轻度的成角短缩畸形在外观上并不明显，对功能也无影响，因此无须为追求良好的复位而滥用手术治疗。

1. 对横断、斜行或粉碎性骨折可于复位后用夹板或石膏固定，练习肩关节活动时应弯腰 90°，做钟摆样活动。因为直立位练习易引起骨折部位成角畸形。

2. 对螺旋形或长斜行骨折可采用小夹板固定，亦可采用悬垂石膏固定，通过石膏重量牵引使骨折复位，但患者不能平卧，睡觉时需取半卧位。

3. 对肱骨开放性骨折断端嵌入软组织或手法复位失败的闭合骨折，同一肢体多发骨折或合并神经血管损伤需手术探查者，可行切开复位内固定。

闭合性肱骨干骨折合并桡神经损伤时，一般采用非手术方法治疗。观察2~3个月后，若桡神经仍无神经功能恢复的表现，可再行手术探查。在观察期间将腕关节置于功能位，多做伤侧手指伸直活动以防畸形或僵硬。

肱骨髁上骨折

肱骨髁上骨折系指肱骨远端内外髁上方的骨折，多发年龄为5~12岁，有时可有血管、神经损伤等严重并发症。

【病因及分类】

肱骨髁上骨折多由间接暴力所致。根据骨折两端的关系，通常将其分为伸直型与屈曲型两种：

1. 伸直型：此型多见，跌倒时肘关节半屈位手掌着地，暴力经前臂传导至肱骨下端，导致肱骨髁上部骨折，骨折线由上至下斜行经过。又可由骨折远端桡侧移位或尺侧移位分为桡偏型及尺偏型。

2. 屈曲型：此型较少见，多系肘关节屈曲位肘后着地导致髁上骨折，骨折线自前上方斜向下方。

【临床表现及诊断】

肱骨髁上骨折的诊断较容易，伤后肘关节肿胀、疼痛，肘关节功能障碍，髁上部位压痛明显，并可触及骨擦感和反常活动。肘关节骨性标志肘后三角关系正常时，关节正、侧位片可显示骨折的类型和移位的程度。同时应常规检查有无肱动脉、正中神经、桡神经及尺神经损伤。

【治疗】

1. 无移位的骨折，后侧石膏托固定肘关节于90°屈曲位3周。

2. 有明显移位骨折，应尽早施行闭合复位，复位时应先纠正旋转移位再矫正侧方移位，最后矫正前后移位。对尺偏型矫正时，应保持轻度桡偏，以防肘内翻发生。

3. 伸直型骨折复位满意后应用后侧石膏托固定于适当的屈肘位，一般采取60°~90°左右的屈曲位，但以不致使桡动脉减弱为准。2周后换石膏托固定肘于钝角位，3周后拆除石膏练习活动。屈曲型骨折则于伸肘位牵引整复并固定于伸肘位2周，其后再屈曲伤肘至90°，并用石膏托继续固定3周。

4. 对有前臂缺血表现者，应放松屈肘角度重新固定，以免发生缺血性肌挛缩。

5. 手术治疗：对开放性骨折、断端间夹有软组织影响复位或合并有血管损伤时，可行切开复位克氏针内固定，术后长臂用石膏托固定3周。

肱骨髁上骨折处理不当引起缺血性肌挛缩和肘内翻畸形，神经损伤以正中神经为最多，但多为挫伤。3个月内若无恢复可能为神经断裂，应行手术探查。肘内翻畸形轻度无须处理，畸形明显可于14岁后行髁上楔形截骨矫正术。

肱骨髁间骨折

肱骨髁间骨折好发于青壮年，常呈粉碎性，复位困难，治疗上有一定难度，其最终效果不满意。

【病因及分类】

多种暴力都可以引起肱骨髁间骨折，根据受伤机制及骨折线方向可分为伸展型、屈曲型或“T”“Y”型。但从治疗角度，根据骨折移位大小可分为四度（Riseborough 分度）。

Ⅰ度：骨折无移位或轻度移位，关节面保持平整。

Ⅱ度：骨折有移位但两髁无分离及旋转，关节面也基本平整。

Ⅲ度：骨折块有分离并旋转移位，关节面破坏。

Ⅳ度：肱骨髁部粉碎成三块以上，关节面严重破坏。

【临床表现及诊断】

伤后肘关节疼痛剧烈、压痛广泛、肿胀明显可伴有畸形，并可触及骨擦感。肘后三角关系改变，肘关节呈半屈曲状，伸展、屈曲和旋转受限，前臂多处于旋前位，应注意检查有无血管、神经损伤。

肘部正、侧位 X 线片不但可明确诊断，而且对于骨折类型和移位程度的判断也有重要意义。

【治疗】

1. 单纯石膏托或超关节夹板固定适用于Ⅰ、Ⅲ度骨折患者。有分离的骨折可自两侧挤压双髁使之复位，再整复髁上部位的移位，然后再以夹板或石膏固定，一般固定 4~6 周。

2. 肘部肿胀明显不能闭合复位者，如整复后骨折不稳定，可行尺骨牵引。在牵引固定中即可早期行功能锻炼，6 周去除牵引。

3. 切开复位内固定，对Ⅲ度和Ⅳ度骨折为准确复位和早期开始功能锻炼，均可采用手术治疗。内固定可选骨螺栓、“Y”形接骨板、交叉克氏针及螺钉等，手术后 2 周开始肘关节功能练习。

肱骨外上髁骨折

肱骨外上髁骨折多见于儿童，仅次于肱骨髁上骨折，好发于10岁以下儿童，尤以5~6岁多见。

【病因及分类】

肱骨外上髁骨折多系间接暴力所致。如跌倒时肘关节外展位受伤，则骨折远端常向外侧移位，伸肌收缩可使骨折块进一步移位及发生旋转，有时可达180°的翻转移位。肱骨外上髁骨折按骨折移位程度可分为4度：

Ⅰ度：外上髁骨折后无移位。

Ⅱ度：骨折块向外后移位，但不旋转。

Ⅲ度：骨折块向外侧同时向后下翻转。

Ⅳ度：骨折伴尺桡骨近端向后外侧脱位，但骨折块保留在桡骨头上面不旋转。

【临床表现及诊断】

肘外侧明显肿胀，肘关节呈半伸直位，外上髁处有明显压痛，并常可触及骨折块的活动及骨擦感，肘后三角关系亦有改变。X线检查可以明确移位情况。在儿童期，X线片仅是外上髁的骨化中心移位，不易判断，可与健侧X线片比较。

【治疗】

肱骨外上髁骨折属于肘关节内骨折。在小儿，外上髁是构成肱骨下端生长的重要解剖部位，因而获得解剖复位是治疗的基本要求。

Ⅰ度骨折可用上肢石膏托固定肘关节于90°屈曲位，4周后拆除石膏练习活动；Ⅱ度骨折宜先给予手法复位，不能牵引以防发生骨块翻转；Ⅲ度骨折块翻转移位，先将骨折块推向肘后，再按骨折块上方使之消除旋转，然后再向肘关节间隙按压，使骨折块的骨折面对合近侧骨折面。

对Ⅳ度骨折及手法失败者可行手术。要求术中骨块对位准确，再用克氏针两根交叉固定，术后屈肘90°位，用石膏托固定，3周后拔除钢针，练习活动。应注意的是，术中勿将与骨折块相连的伸肌腱切断，否则骨折块游离，血运断绝会造成缺血性坏死，甚至骨折块吸收。

肱骨内上髁骨折

肱骨内上髁骨折较少见，与肱骨外上髁骨折互为对称形成“镜像”损伤。骨折后，尺骨上端易随滑车向上、向内及向后移位，而桡骨亦随同尺骨移位，使肱桡关节半脱位，易合并尺神经损伤。临床症状与肱骨外上髁骨折相同，仅表现在肘内侧，治疗原则亦相似，但若采取切开复位，注意勿损伤尺神经。

桡骨小头骨折

桡骨小头骨折可见于儿童及成人，儿童表现为颈部或头骺分离，成人为桡骨头颈骨折。

【临床表现及诊断】

伤后肘外侧疼痛，前臂活动受限，体检可发现肘外侧肿胀、压痛，前臂旋转时疼痛加剧，骨折严重时可出现前臂旋转功能障碍。

X线检查可以明确诊断，根据X线表现可将桡骨小头骨折分为以下类型：

Ⅰ型：裂纹骨折，骨折无移位或移位小于1mm。

Ⅱ型：桡骨头纵行骨折，骨折块移位大于1mm。

Ⅲ型：桡骨头粉碎，但骨折无明显移位，仍保留关节面外形者。

Ⅳ型：桡骨头粉碎，且有明显移位。

Ⅴ型：桡骨颈部骨折或桡骨头骨骺损伤，骨折线未通过关节面。

【治疗】

Ⅰ型：用石膏托或石膏管形外固定2~3周。

Ⅱ型：可选用闭合复位外固定3周治疗，然后进行功能锻炼。如闭合复位失败，在老年病人，行桡骨小头切除，早期功能锻炼。青年病人应行开放复位内固定治疗。伴下尺桡关节分离病人，尽量保存桡骨小头，首先复位下尺桡关节及分离的尺桡骨，然后根据情况处理桡骨小头骨折。一般应行硅胶桡骨小头重建术，以保持肘关节的稳定性。

Ⅲ型：石膏固定3周，然后开始活动。如前臂旋前明显受限，老年人可行桡骨小朱切除。如伴下尺桡关节脱位，可行桡骨小头切除，做硅胶桡骨小头置换，或先复位下尺桡关节脱位，固定3周以上后行桡骨小头切除。

Ⅳ型：早期行桡骨小头切除术。

Ⅴ型：单纯桡骨头颈部骨折、断端嵌插者，无须特殊处理，仅短期制动即可。骨折近端桡骨头关节面倾斜大于30°者，可试行闭合复位，或在透视下用克氏针经皮撬拔复位。闭合复位不成功者行切开复位，复位后骨折多较稳定，一般不需内固定，术后用石膏托保护3周。

对于儿童患者，一般不做桡骨小头切除。儿童有桡骨头生长过快、桡颈短缩、骺早闭合及缺血性坏死、继发性下尺桡关节脱位等并发症。

尺骨鹰嘴骨折

尺骨鹰嘴骨折可由直接暴力（粉碎性骨折）或间接外力（撕脱骨折）引起。

【临床表现及诊断】

肘关节外伤后肘后肿胀、疼痛，伸肘无力，肘关节活动障碍。临床检查可见肘后肿胀、尺骨鹰嘴部压痛。侧位 X 线片可以明确诊断，按骨折线形状及移位程度可分为三型：

Ⅰ型：无移位及移位程度<2 mm。

Ⅱ型：有移位，撕脱骨折、斜形骨折。

Ⅲ型：有移位，骨折脱位，鹰嘴骨折肘关节前脱位。

【治疗】

Ⅰ型：无移位骨折，于肘关节功能位或半伸直位（120°～135°）固定，2～3 周后积极进行功能锻炼。

Ⅱ型：骨折采用切开复位，张力带钢丝固定。

Ⅲ型：骨折行切开复位后张力带内固定。

发生于老年人的严重粉碎性骨折，粉碎部分不超过半月切迹 1/3 者（小于 80%鹰嘴），可切除粉碎骨片后重建伸肘装置。术后可能出现骨折不愈合、肘关节活动障碍、创伤性关节炎、尺神经损伤等并发症。

尺桡骨干双骨折

尺桡骨干骨折是常见的创伤，直接暴力造成的骨折多在同一平面，可为横行、粉碎的或多段骨折。间接暴力所致骨折常不在同一平面，常呈斜行。

【临床表现及诊断】

前臂外伤后肿胀、畸形、疼痛，伤肢活动障碍，检查时见前臂压痛有假关节活动及骨擦音、骨擦感。X 线片能确定诊断及骨折类型，投照范围应包括上、下尺桡关节，以判断骨折移位的程度及是否存在上、下尺桡关节损伤。

【治疗】

1. 闭合复位外固定：多数闭合性尺桡骨骨折均可采用闭合复位外固定治疗。在充分麻醉状态下，据桡骨近端的旋转位置，将前臂远端置于相应的旋转位置，然后采用牵引、分骨及回旋等手法纠正重叠、侧方移位及旋转移位，使骨折端变为单一的掌、背方向的移位。如为横断型骨折，可用折顶及提按等手法加以纠正。

双骨折不能同时复位，一般可先复位桡骨，再复位尺骨，也可先复位稳定骨，再复位另一骨。

儿童青枝骨折前臂有向掌侧成角畸形时，常同时伴有旋后畸形。闭合复位时，不应单纯纠正成角应力，需同时将骨折远端旋前才可达到良好效果。

骨折复位后，常采用夹板或石膏外固定。应用分骨垫时，要注意防止局部压疮。固定过程中，要注意调整固定的松紧及伤肢的血运，以防止筋膜间隔综合征出现，给患者带来巨大痛苦。外固定时间一般为 6~10 周，可根据 X 线及临床表现，来确定去除外固定的时间。

2. 开放复位内固定：以下情况可考虑行开放复位内固定：①开放性骨

折。②多段骨折或不稳定性骨折，不能满意复位或不能维持复位时。③多发性骨折，尤其是同一肢体多发骨折，手术复位加简化外固定并可早期开始功能锻炼。④对位不良的陈旧性骨折或影响功能的畸形愈合者。⑤骨折断端间软组织嵌入，影响复位。

骨折行开放复位后，可采用钢板螺丝钉或加压钢板螺钉内固定，亦可采用髓内钉内固定。术后适当采用外固定。

尺桡骨骨折后如处理不当，可出现畸形愈合、不愈合、筋膜间隔综合征、骨间膜挛缩、桡神经深支损伤等并发症。

尺桡骨干单骨折

单纯的尺骨骨折多由直接暴力所致，因桡骨及骨间膜完整，骨折移位不大，诊断时应注意有无上、下尺桡关节脱位。

尺骨骨折的处理一般采用闭合复位外固定，如复位困难或复位后不稳定，也可手术开放复位、钢板或髓内针内固定。

单纯的桡骨骨折可由直接或间接暴力造成。据骨折端与旋前圆肌的位置不同、可产生不同方向的移位。旋前圆肌止点以上的骨折，桡骨近端受肱二头肌和旋后肌牵拉，骨折近端处于旋后位并向桡侧倾斜。故在复位时，应将骨折远端置于相应旋后位。若复位困难，常需手术治疗。旋前圆肌止点以下的桡骨骨折，桡骨近侧骨折段处于中立位或轻度旋后位，复位比较容易。

尺骨上 1/3 骨折合并桡骨小头脱位

尺骨上 1/3 骨折合并桡骨小头脱位亦称为孟氏骨折，由 Monteggia 首先报道而得名。

【临床表现及诊断】

伤后前臂及肘关节肿胀、疼痛，压痛局限于尺骨上1/3或尺骨鹰嘴及桡骨头，可触到脱位的桡骨小头。伤肢有畸形及假关节活动时，关节活动受限。10%的患者合并桡神经深支损伤。

前臂正、侧位X线片可以确定诊断。有时在伤后的活动及检查过程中，桡骨小头已自动复位，X线片只表现有尺骨上1/3骨折，而无桡骨头脱位。此时，应结合外伤机制及桡骨头处有无压痛来判定是否为Monteggia骨折，否则按尺骨骨折处理后，可发生桡骨小头再次脱位。

Bado将该骨折分为四种类型：Ⅰ型（伸直型，占60%）：桡骨小头向前脱位。Ⅱ型（屈曲型，占15%）：桡骨小头向后侧或后外侧脱位。Ⅲ型（内收型，占20%）：多见于幼儿，桡骨小头向外侧或前外侧脱位。Ⅳ型（占5%）：多见于成人，为尺桡骨双骨折合并桡骨小头向前脱位。

【治疗】

Ⅰ型：大多数骨折，可采用闭合复位外固定。方法：旋后位牵引，用拇指按压桡骨头，屈肘使桡骨头复位后再复位尺骨，然后用小夹板或石膏固定4周。对不能复位或复位后骨折脱位不稳定者，行尺骨骨折开放复位固定，再复位桡骨小头。如桡骨小头仍复位困难，可行开放复位加环状韧带重建术。

Ⅱ型：可行闭合复位。在伸肘位牵引下，自后外向前内侧推按桡骨头，并矫正尺骨背侧成角，然后于伸肘、前臂旋前位固定。2~3周后换前臂小夹板固定，并开始行肘关节功能锻炼。

Ⅲ型：伸肘位牵引。术者以双手拇指抵住桡骨外侧，施以肘外翻的应力，纠正尺骨向桡侧成角畸形，使桡骨头复位。复位后以上臂石膏托固定在屈肘90°、前臂轻度旋后位，3~4周后去除外固定。

Ⅳ型：闭合复位不易成功，多需切开复位内固定。陈旧性Monteggia骨折，需行手术治疗，可行切开复位内固定。成人可行桡骨小头切除，儿童行桡骨小头复位，环状韧带重建。

Monteggia 骨折合并的桡神经深支损伤多为神经牵拉伤，多能自行恢复。

桡骨下 1/3 骨折合并下尺桡关节脱位

桡骨下 1/3 骨折合并下尺桡关节脱位亦称为 Galeazzi 骨折，由 Galeazzi 首先报道而得名。

【临床表现及诊断】

伤后腕部及前臂下段肿胀、疼痛、畸形、关节活动障碍，检查见桡骨下段及尺骨头有压痛，桡骨下段假关节活动。X 线检查可明确诊断。

【治疗】

1. 闭合复位外固定：在牵引及分骨手法下使桡骨复位，使下尺桡关节复位。复位后应用石膏或夹板固定伤肢于尺偏位。

2. 不稳定型：桡骨骨折应行切开复位内固定。

3. 陈旧性 Galeazzi 骨折：如桡骨骨折已愈合且畸形愈合后畸形明显，需同时行截骨矫形及尺骨小头切除。

桡骨远端骨折

桡骨远端骨折为临床上常见的损伤，据其损伤机制可分为伸直型损伤与屈曲型损伤。

伸直型损伤：包括 Colles 骨折、桡骨远端骨骺分离、桡骨远端背缘骨折合并腕关节脱位（Barton 骨折背侧型）等。

屈曲型损伤：包括 Smith 骨折、桡骨远端掌侧缘骨折并腕关节掌侧脱位（Barton 骨折掌侧型）等。

Colles 骨折

由 Colles 首先描述而得名。

【临床表现及诊断】

多见于老年人跌倒时手掌着地引起，伤后局部肿痛、活动障碍，出现典型的餐叉样或“枪刺”样畸形，桡骨远端明显压痛。X 线检查可显示骨折的移位：①骨折多发生于桡骨远端 2～3cm。②骨折远端向背侧移位，掌倾角变小，同时有向桡侧偏移及旋后移位。③骨折端间相互嵌插。④可合并下尺桡关节脱位，或尺骨茎突撕脱性骨折。

【治疗】

1. 无移位骨折，可用石膏夹板固定 4 周。

2. 有移位的骨折可行闭合复位。腕部抽出骨折断端血液后于血肿内注入局麻药，然后顺原畸形牵引解除骨折端嵌插后，掌屈骨折远端、旋前尺偏，使骨折复位。经拍片或透视证实骨折复位后，应用石膏夹板或小夹板外固定，维持骨折远端于掌屈尺偏位 4 周，同时积极行伤肢功能锻炼。

3. 手法复位困难或复位后骨折不能维持复位后位置，可行切开复位克氏针内固定或行外固定穿针外固定。

4. 对功能影响不大的畸形愈合，可不予治疗。如影响前臂旋转功能，可考虑行手术治疗。单纯的旋转功能障碍，可行尺骨小头切除术。畸形明显的患者，可行 Campbell 手术矫正畸形。根据不同情况，也可行尺骨头全切除及桡骨截骨术，或保留尺骨头，而截除部分尺骨。

Smith 骨折

Smith 骨折为桡骨远端屈曲型损伤。骨折部位与 Colies 骨折相同，但其移位方向与 Colles 相反，据病史、临床症状及 X 线片可做出诊断。

【治疗】

1. 无移位的骨折，可用石膏托或小夹板维护腕关节于背伸位 4 周。

2. 有移位的骨折，可行闭合复位。复位手法与 Colies 相反，牵引牵开骨折嵌插后，将骨折远端推向背侧及尺侧，并旋后使骨折复位，然后用石膏托或小夹板将骨折固定，维持腕关节于轻度背伸尺偏位 3~4 周。

3. 对不稳定骨折，可行切开复位克氏针内固定或行钢板螺钉固定或行外固定器固定骨折。

Barton 骨折

Barton 骨折系指桡骨远端斜形骨折。骨折线通过关节面，为关节内骨折。据其骨折的位置及移位的方向，分为掌侧缘骨折及背侧缘骨折两类。

【治疗】

1. 无移位的骨折，可用石膏托制动 3 周。

2. 有移位的骨折，可行手法复位。复位后固定腕于中立位或轻度背伸位，然后用石膏夹板或小夹板固定，持续 3~4 周。

3. 如骨折复位后不稳定，可行切开复位克氏针或钢板螺钉固定。

4. 骨折畸形愈合后因背侧骨片不平整，拇长伸肌腱在其表面摩擦发生断裂，需手术修复。

桡骨远端骨骺分离

桡骨下段骨骺分离在所有骺损伤中发病率最高，几乎全为Ⅱ型损伤。受伤机制和伤后畸形与Colles骨折相同，多发生在10~16岁骨骺尚未闭合的青少年中。

【临床表现及诊断】

与Colles骨折的临床表现相同，根据X线检查一般可确定诊断。当X线片无明显异常，而临床高度怀疑有骨骺损伤时应仔细检查。在X线片上如发现桡骨远端干骺端背侧有三角形骨折块，则表明存在骨骺分离。

【治疗】

1. 无移位的骨骺分离，行小夹板或石膏夹板外同定3周。

2. 骨折有移位，可行手法复位后用小夹板固定。但在复位时手法要轻柔，防止骨骺板损伤，影响生长发育。

3. 对损伤超过10天以上的陈旧性病例，无论移位情况如何，均不宜再复位。如施以暴力强行复位，会伤及静止细胞层，影响生长。移位小的畸形愈合，一般在生长过程中均能自行塑形矫正。严重的畸形愈合病例，影响功能者可在生长停止后行手术矫正。

4. 开放性桡骨远端骨骺分离的治疗，按常规清创闭合伤口后，对骨骺分离仍以闭合复位外固定治疗，而不宜采用内固定。

桡骨、尺骨茎突骨折

桡骨茎突骨折后，局部出现肿胀及疼痛，X 线片检查可以明确诊断。无移位的桡骨茎突骨折，可行石膏外固定。有移位时，行手法复位后尺偏位石膏外固定 4 周或行切开复位克氏针内固定。

尺骨茎突骨折常与 Colles 骨折合并出现，可用尺偏位石膏外固定 4 周。晚期如局部疼痛明显，可行尺骨茎突切除术。

腕部骨折

舟骨骨折

舟骨骨折为腕部较常见的骨折，多发于年轻的男性病人，因其在腕部的特殊解剖位置及血液供应特点，易产生骨折的不愈合及延迟愈合，影响腕关节的功能。

【临床表现及诊断】

跌倒时手呈支撑位，伤后腕桡侧疼痛和不同程度的腕关节活动障碍。解剖“鼻烟窝”处肿胀及压痛，沿第 1、2 掌骨纵向叩击痛，腕关节 45°斜位，X 线片可清楚显示骨折及移位情况。有时伤后 X 线片检查未发现明显的骨折，但临床表现高度怀疑舟骨骨折时，应在伤后 2 周左右再次拍片检查，多可发现阳性结果。

据舟骨骨折的解剖部位可分为以下三种类型，

1. 舟骨结节骨折：不论血管分布属于哪一类，都不影响骨折端的血运。

2. 舟骨腰部骨折：大部分骨折患者经适当的固定后 10 周左右愈合，少数患者可出现延迟愈合及不愈合。

3. 舟骨近端骨折：因近端骨折血运受损，可发生骨折不愈合及骨缺血坏死。

【治疗】

1. 无移位的骨折或有移位、手法复位后位置满意的骨折可行短臂石膏管型外固定，直至骨折愈合。一般舟骨结节固定6周左右，腰部及近端骨折需固定10周左右。如到达固定期限后骨折仍未愈合，出现骨折线增宽、断端吸收及囊性变但无硬化及骨折块坏死征象时，可继续延长固定时间。有些病例需延长固定半年甚至1年以上，骨折始愈合。

2. 若骨折明显移位，手法难以复位时，可考虑早期切除近端骨折块。

3. 经长时间固定骨折仍无愈合征象，且骨折断端出现硬化，可去除外固定后积极功能锻炼。若无症状，无须行其他处理。年轻患者，无明显创伤性关节炎，可行切开复位，钻孔植骨术。

4. 舟骨骨折不愈合，其近侧骨折块仅占舟骨的1/4或更小，舟骨近侧1/4骨折或更小的骨片经植骨术后失败的病例以及舟状骨近侧1/4已硬化或粉碎性骨折或有明显移位的患者，可行舟骨部分切除术，但应注意切除仅为近端舟骨。舟骨全切后虽然近期满意，但远期可发生腕关节紊乱。

5. 舟骨骨折不愈合、舟骨缺血性坏死、明显创伤性关节炎及腕关节紊乱时，可于舟骨切除后，用硅橡胶或其他材料制成的人工舟骨假体置换。

6. 晚期舟骨骨折不愈合、发生严的创伤性关节炎、症状严重、影响患者日常生活及工作时，可考虑行近侧腕骨切除及桡腕关节融合术。

月骨骨折

月骨骨折为腕部少见的骨折，易并发月骨缺血性坏死，又名KienbiSck骨折。

【临床表现及诊断】

常见于摔倒时手掌撑地或强力推重物时受伤所致，伤后腕部疼痛、无力，腕背部肿胀，腕关节活动受限，月骨部位压痛明显，沿第 3 掌骨有明显叩击痛。X 线拍片可以显示骨折。

【治疗】

1. 新鲜月骨骨折可用短臂石膏管形外固定 12 周。

2. 陈旧性月骨骨折并发缺血性坏死，可采用月骨切除硅橡胶人工关节置换、尺骨延长或桡骨缩短手术来治疗。晚期并发严重骨关节炎，亦可采用近排腕骨切除。

钩骨骨折

钩骨骨折多为撕脱性骨折，常见于钩骨钩部，损伤后局部肿胀、疼痛、压痛明显。腕管位 X 线片大多能 fi 示骨折部位，少数临床症状明显。X 线片表现阴性的患者，可行腕部 CT 检查，检查时双手成祈祷状，有助诊断。

治疗需以石膏管形固定 4~6 周。

大多角骨骨折

大多角骨骨折多为腕背伸导致的撕脱性骨折，伤后局部肿胀及疼痛，X 线检查能确定诊断。Palmer 据骨折部位将其分为两型：

Ⅰ型：大多角骨骨嵴基底部骨折，经石膏外固定后易愈合。

Ⅱ型：大多角骨骨嵴尖部撕脱性骨折，经外固定后不易愈合。

其他腕骨骨折

其他腕骨骨折多为撕脱性骨折，临床一般没有重要意义，对腕关节功能影响不大，只需前臂管形石膏外固定 4~6 周。对某些腕骨骨折，如头状骨颈部骨折，应严格固定。少数骨折复位困难者，可考虑切开复位内固定。晚期并发骨关节炎，影响关节功能者，考虑行腕骨间融合术。

掌骨骨折

按骨折部位分为掌骨头骨折、掌骨颈骨折、掌骨干骨折及掌骨基底部骨折。

掌骨头骨折

掌骨头骨折位于侧副韧带附着点的远端，多因直接暴力损伤所致，常为开放性。对于开放性损伤，应彻底清创及应用大量抗生素。有移位的骨折，应行切开复位克氏针内固定或AO微型螺钉内固定。粉碎性骨折难以复位内固定者，行外固定牵引，术后早期功能锻炼。偶可并发掌骨头坏死。

掌骨颈骨折

掌骨颈骨折多因直接暴力或传导外力所致，以第5掌骨最为多见，其次为第2掌骨。骨折端因骨间肌牵拉常向背侧成角，复位时易将掌指关节屈曲90°使掌指关节侧副韧带处于紧张状态。沿近节指骨纵轴推顶，骨折近端向下按压复位。骨折复位后用石膏托维持固定掌指关节屈曲90°位3周。骨折复位及固定困难者可行经皮穿针复位内固定或切开复位克氏针内固定。

掌骨干骨折

掌骨干骨折常单发及多发，骨折愈合后易发生缩短、成角及旋转畸形，治疗方法有以下几种：

1. 无移位的掌骨骨折或横行、斜行及螺旋形骨折复位后稳定者，可行前臂石膏托外固定 4~6 周。

2. 复位固定困难及多发性骨折，可行闭合复位克氏针经皮内固定或开放复位固定。

3. 移位严重的粉碎性骨折，行经皮穿针内固定，固定于邻近掌骨或切开复位内固定，或行石膏固定末节指骨牵引，待骨折稳定后改用石膏托外固定。

掌骨基底部骨折

第 2、3、4、5 掌骨基底部骨折常因直接暴力引起。因腕掌关节活动小，第 2、3 掌骨是不活动的，故骨折后无明显移位，对功能影响小，可行石膏外固定。如骨折移位严重，可行闭合复位及外固定或经皮穿针内固定。骨折复位困难者可行开放复位内固定。第 5 掌骨基底部骨折因其与钩骨及第 4 掌骨形成关节，尺侧伸腕肌附着于第 5 掌骨基底部背侧，一旦复位不满意造成畸形愈合，则产生关节疼痛及握力差。如为稳定型骨折，可行外固定，否则复位后行经皮穿针内固定于邻近掌骨。如早期有畸形愈合，可做截骨术或切除关节成形术。

第1掌骨基底部骨折

第1掌骨基底部骨折多因直接暴力所致，据其骨折部位及形态分为关节内掌唇骨折（Bennett 骨折）、关节内第1掌骨基底部粉碎性骨折（Rolando 骨折）及关节外骨折，前两者属于关节内骨折。

【治疗】

1. Bennett 骨折：此种骨折复位容易，但固定后维持位置困难。一般采用闭合复位经皮穿针内固定术，将第1掌骨固定于大多角骨上，行石膏外固定。如复位困难，可行切开复位内固定。陈旧性骨折畸形愈合术或行人丁假体置换掌骨基底部。

2. Rolando 骨折：可以应用牵引复位及闭合复位经皮克氏针内固定或切开复位后克氏针内固定。术后早期活动，如产生创伤性关节炎可行腕掌关节固定术。

3. 关节外基底部骨折：可行手法复位，石膏或外层位夹板外固定。如骨折复位固定困难或斜行骨折外固定不能维持其位置，可行经皮克氏针内固定或切开复位内固定。

指骨骨折

指骨骨折较手部其他骨折多见，常因直接暴力所致。在治疗过程中，易发生畸形愈合及关节僵直，严重影响手功能。分为近节、中节及远节指骨骨折。

近节指骨骨折

由于手内肌的作用，骨折近段呈屈曲位，加之指伸肌腱的作用，使骨折向掌侧成角，畸形愈合后限制屈肌腱活动，并易发生粘连。

【治疗】

1. 关节外骨折：手法复位后用石膏夹板固定伤肢于掌指关节屈曲 45°，近侧指间关节屈曲 90°或行绷带卷固定。固定过程中注意防止成角或旋转畸形。

2. 手法复位失败或固定困难者，可行外固定器治疗或行切开复位内固定治疗，亦可行经皮穿针内固定。

3. 关节内骨折无移位可行石膏或绷带固定，复位困难可行克氏针经皮内固定或行切开复位内固定。如为粉碎性骨折，可行指骨牵引术。

4. 陈旧性骨折发生畸形愈合可行截骨矫形，关节内畸形愈合可行关节置换或关节融合术。

中节指骨骨折

向掌侧成角的中节指骨骨折在复位后于屈曲位固定，向背侧成角者复位后固定于伸直位，骨折复位固定困难者可行克氏针内固定或行切开复位内固定。

末节指骨骨折

可由直接暴力及间接暴力所致，直接暴力常致粉碎性骨折，间接暴力可引起指骨基底肌腱附着处撕脱骨折。

肌腱附着处的撕脱性骨折在伸肌腱附着处可产生锤状指（Mallet 指），在指深屈肌腱处撕脱叫 Jersey 指。Mallet 指伤后 4 周内的新鲜性损伤，可用石膏或金属夹板固定远侧指间关节于过伸位，同时近侧指间关节 90°屈曲位 6 周。如骨折复位及固定困难，骨折块较大或伴有远侧指间关节掌侧脱位，可采用切开复位内固定。

Jersey 指，即指深屈肌腱附着部撕脱性骨折，应采用开放复位、钢丝抽出法复位固定撕脱骨及屈肌腱。术后手指屈曲位固定，4 周后抽出钢丝，进行功能锻炼。

第三节　下肢骨折

股骨颈骨折

股骨颈骨折常见于老年人，女性为多。

【临床表现及诊断】

股骨颈骨折分类方法很多，常见的分类法如下：

1. 按骨折线的部位可分为：①头下型。②经颈型。③基底型。其中，头下骨折因旋股内、外侧动脉的分支受伤重，易致股骨头血供受损，导致股骨头缺血性坏死。

2. 按骨折线方向可分为：①内收型。②外展型。内收型指两髂嵴连线与骨折线所成角（Pauwels 角）大于 50°，而外展型则指此角小于 50°。后者颈干角增大，骨端嵌插稳定，属稳定型骨折，骨折愈合率高。

3. AO 分型：①B1 型，头下型，骨折轻度移位；②B2 型，经颈型；③B3 型，头下型，明显移位。

4. 根据骨折移位程度可分为：①GardenI 型，不完全骨折；②Garden Ⅱ型，完全骨折无移位；③Garden Ⅲ型，完全骨折，部分移位；④Garden Ⅳ型，完全骨折，完全移位。

股骨颈骨折患者有受伤病史，伤足呈 45°～60°外旋畸形，患髋内收、轻度屈曲、短缩。大粗隆上移并有叩痛，Bryant 三角底边缩短，股骨大转子顶端在 Nelaton 线之上。嵌插型骨折和疲劳骨折的临床症状不典型，有时患者尚可步行或骑车。

【治疗】

1. 对外展型或无明显移位的嵌插型骨折，可持续皮牵引 6～8 周。去牵引后可逐渐练习扶双拐下地，患肢不负重，直至骨折愈合。在牵引及行走时，患髋忌做外旋活动。

2. 内收型骨折或有移位的股骨颈骨折，在牵引患肢于外展内旋位，进行内固定。内固定的方法有：

（1）闭合复位三翼钉内固定已少见使用，现多以多根空心加压螺钉固定。

（2）滑槽加压螺钉加接骨板，如 DHS、DCS，还有已不常用的角钢板，有加压作用，使骨折线紧密对合，加快骨愈合。

（3 ）股骨近端髓内固定系统，如 PFN-A、第三代 Gamma 钉。

（4）骨圆针内固定：此法更适合于青少年病例，有时还须辅以髋“人”字石膏外固定或牵引。

（5）人工股骨头置换术：对年龄大于65岁、头下型骨折不稳定的患者，或骨折不愈合和股骨头缺血性坏死的患者，如全身情况容许，可做人工股骨头置换。

（6）姑息疗法：对年龄较大，体质较差可使患肢于中立位皮牵引3个月。

3. 陈旧性股骨颈骨折不愈合

（1）闭合复位内固定：对年龄较大患者仍可采用闭合复位加压螺钉固定。对年轻患者，可同时行带血管蒂的骨瓣植骨。

（2）截骨术：可行转子间截骨术，改变负重力线，增宽负重面。

（3）人工股骨头置换术。

【合并症】

1. 骨折不愈合。

2. 股骨头缺血性坏死：是股骨颈骨折十分常见的晚期并发症，发生率为20%～45%。当患者已恢复正常活动后患髋又出现疼痛时应复查，若X线片显示股骨变白、囊性变或股骨头塌陷，可认为是股骨头缺血性坏死的表现，但往往难以预测其发生趋势。

迄今为止仍无有效的方法预测和治疗股骨头缺血性坏死。在股骨头未塌陷前，行保护治疗，避免负重，但往往很难逃脱股骨头塌陷。当塌陷后，可通过截骨术改变其承重面，如McMurray截骨、旋前截骨。

髋臼条件好者，可行人工股骨头置换，否则行全髋置换。如无置换条件可采用髋关节融合术。

股骨粗隆间骨折

股骨粗隆间骨折多见于老年，属关节外骨折。因转子部位血运丰富，较少有不愈合。

【临床表现及诊断】

按股骨距的完整性可分为稳定型及不稳定型。

（一）稳定型

1. 凡股骨距无粉碎，不影响骨折端皮质对位者。
2. 根据骨折线方向，凡骨折线从大粗隆斜向小粗隆者。
3. 损伤时无髋内翻畸形者。

（二）不稳定型

1. 股骨距粉碎者。
2. 骨折线自大粗隆以下斜向内上至小粗隆者。
3. 损伤当时 X 线检查显示有髋内翻畸形者。

股骨粗隆间骨折的症状与股骨颈骨折相似，但局部疼痛、肿胀、功能丧失、患肢缩短等症状较后者更明显，远侧骨折段处于90°外旋位。

【治疗】

（一）非手术治疗

1. 皮肤牵引：适用于稳定型骨折，牵引重量5kg左右，牵引6~8周。
2. 骨牵引：适用于各型骨折，对不稳定型骨折可于手法复位后牵引8~10周，牵引重量为全身重量的1/8~1/7。

（二）手术治疗

对手法复位不理想、骨折不稳定、不能耐受长期牵引者，可用滑槽加压拧紧螺钉加接骨板或股骨近端髓内固定系统。

股骨干骨折

股骨干骨折多发于青壮年，系由于强大暴力所致。

【临床表现及诊断】

股骨干骨折可分为上1/3骨折、中1/3骨折、下1/3骨折。上1/3骨折后，近端受髂腰肌、臀中肌、臀小肌及其他外旋肌群的牵引而有屈曲、外旋、外展移位，远端因受内收肌群牵拉而向上、内移位，造成成角、短缩畸形。中1/3骨折常随暴力作用方向而变化。下1/3骨折因远端受腓肠肌牵拉而向后倾斜，可压迫或刺激窝部的神经血管。患者有外伤史，患肢有剧烈疼痛、肿胀、缩短、畸形，完全骨折时出现骨擦音、假关节活动。X线片可显示骨折类型。

【治疗】

大多数人可用非手术疗法，应注意防治失血性或创伤性休克。

（一）非手术疗法

产伤引起者，可将伤肢用绷带固定于胸部或做垂直悬吊牵引2周。3岁以内儿童一般采用垂直悬吊牵引3~4周。对成人股骨干骨折，可用固定持续牵引或平衡持续牵引治疗，一般牵引8~10周，牵引期间应加强大腿肌肉特别是股四头肌的锻炼。

（二）手术治疗

股骨干上、中1/3横骨折，髓内钉内固定已取代钢板内固定成为首选。但应严格掌握手术指征，现多主张采用闭合插针。开放伤口污染严重和软组织损伤严重的情况下，多采用外固定架固定。手术指征参考如下：

1. 非手术治疗失败。

2. 伴多发性损伤者或多发骨折者。

3. 骨折不愈合或畸形愈合，影响功能者。

4. 伴股部血管、神经损伤者。

5. 老年病人不宜长久卧床者。

股骨下端骨折

股骨下端骨折包括髁上骨折及髁间骨折。髁上骨折临床表现、治疗原则与股骨干下 1/3 骨折相似，但更注意腘动脉、月国静脉的损伤，加强伸腿锻炼。

髁间骨折属关节内骨折，伤后膝关节肿胀、疼痛、活动障碍，X 线可确定诊断及分型。

【治疗】

1. 无移位或轻度移位的髁间或单髁骨折：可吸出关节积血（加压包扎），然后采用胫骨结节牵引或石膏托固定 4~6 周：

2. 有移位的单髁骨折：可使用加压螺钉及支撑接骨板固定。

3. 移位髁间骨折：需兼顾两髁以及髁与骨干之间的关系，可用“ L”形钢板、DCS、髁解剖钢板、LISS、外固定架等方式固定。

在髁部骨折为防止关节内或关节周围粘连，应在术后早期练习股四头肌收缩及关节活动。

髌骨骨折

髌骨是人体最大的籽骨，对膝关节、股四头肌的伸膝起重要作用。间接暴力多引起横形骨折，而直接暴力往往引起粉碎性骨折。

【临床表现】

外伤后膝部疼痛、肿胀、血肿及功能障碍，横行骨折在受伤后不久有明S的横行凹陷。X线检查可以明确骨折类型和移位程度。

【治疗】

1. 非手术疗法：抽尽膝关节内积血，保持于伸直位，加压包扎3~4周。

2. 手术疗法

（1）切开复位髌骨周围缝合固定（髌骨环扎术）：适合于粉碎性骨折或横行骨折移位较大且后关节面平整者。

（2）张力带钢丝固定术：适用于横断移位超过1 cm以上的横行骨折。

（3）髌骨部分切除：对髌骨上半或下半粉碎性骨折，予以复位固定完整部分大于髌骨一半者，注意缝合股四头肌扩张部筋膜。

（4）髌骨全切术：严重粉碎性骨折、年龄较大者，可做髌骨全切除术，同时修补股四头肌扩张部分和关节囊。重叠缝合伸膝装置，防止软组织松弛。

胫腓骨双骨折

【病因】

1. 直接暴力：胫骨、腓骨骨折线多在同一水平面上。

2. 间接暴力：骨折线为长斜行、螺旋形，骨折线不在同一水平面上。

【诊断】

1. 局部肿胀、疼痛，可致成角畸形、患肢短缩及异常活动，常伴有皮肤损伤。

2. X 线可确定骨折的类型。

此外，应注意有无动脉及腓总神经损伤。

【治疗】

1. 无移位骨折或青枝骨折：可用石膏托固定 4~6 周。

2. 移位骨折

（1）稳定型骨折：手法复位，石膏外固定。：

（2）不稳定型骨折：可行跟骨牵引、石膏外固定或加压钢板、髓内针内固定，也可采用外固定架。切开复位内固定术应慎重，尽量减少软组织剥离范围。

开放性骨折应尽早清创一期缝合创口，对于软组织挫伤严重、伤口污染严重的患者，应严格按开放性骨折治疗原则进行处理。

单纯腓骨骨折

单纯腓骨骨折较少见，多为直接暴力引起。

【诊断】

骨折线横断或为粉碎性，很少移位，应注意有无上、下胫腓关节分离及腓总神经损伤。

【治疗】

骨折如不影响踝关节和稳定性，可石膏固定 4~6 周。如骨折轻微，只要用弹力绷带缠紧，手杖保护行走，骨折即可愈合。

单纯胫骨骨折

单纯胫骨骨折少见，较稳定，可手法复位，石膏外固定。

腓骨疲劳性骨折

腓骨疲劳性骨折多见于战士、运动员，位于踝关节上部。

【诊断】

运动后踝部酸痛感，局部有肿胀、压痛，有时可有硬性隆起，X 线片改变出现较晚。

【治疗】

患肢休息，必要时石膏外固定。

踝部骨折

踝部骨折多由间接暴力引起。

【分类】

1. 外翻骨折：受伤时踝部极度外翻。分为三度：

Ⅰ度：内踝横断骨折。

Ⅱ度：双踩、内踝横行，外踝斜行骨折，伴踝关节向外半脱位。

Ⅲ度：双踝骨折，下胫腓韧带断裂，距骨脱位更明显。

2. 内翻骨折：受伤时踝部极度内翻。分为三度：

Ⅰ度：腓骨下端横行骨折。

Ⅱ度：腓骨横行骨折，胫骨内踝斜行骨折或垂直骨折，伴距骨向内半脱位。

Ⅲ度：在Ⅱ度损伤基础上，伴胫骨平台塌陷骨折。

3. 外翻外旋形骨折：足外旋时暴力作用于外踝。分为三度：

Ⅰ度：单纯内踝横行骨折或单纯腓骨下端螺旋形骨折或斜行骨折。

Ⅱ度：双棵、内踝横行骨折，腓骨下端或中、上端段为螺旋形骨折，伴踝关节向外半脱位。

Ⅲ度：三踩骨折，伴距骨向外、向后移位。

4. 内翻内旋骨折：受伤时踝部极度内翻内旋位，距骨挤压内踝，踝侧副韧带牵拉外踝形或骨折。分为三度：

Ⅰ度：单纯内踝斜行骨折。

Ⅱ度：内踝斜行骨折、外踝横行骨折，伴距骨向内半脱位。

Ⅲ度：双踝骨折，伴距骨向后方脱位。

5. 垂直压缩骨折：以垂直压缩暴力为主，造成胫骨前后关节面或整个关节面压缩骨折。

【诊断】

有外伤史，踝部肿胀、压痛、功能障碍，X 线片显示骨折类型。

【治疗】

1. 无移位骨折：小腿“U”形石膏固定 3~4 周。

2. 闭合复位外固定：一般稳定型骨折可行此法。复位时距骨要求完全复位，石膏前后托或“U”形石膏固定，一般持续固定牵引治疗；对垂直压缩骨折行趾骨牵引，维持 3~4 周。

3. 手术治疗：手术指征如下：

（1）闭合复位不成功、不能达到功能复位要求。

（2）骨折不稳定，如损伤有距骨脱位，且前唇或后唇骨折块大于 1/4 关节面者。

（3）关节内有游离骨片，应取出小骨片。

（4）开放性骨折：清创后可同时做内固定。

（5）对踝关节骨折而骨连接不良形成骨关节突出者，可行踝关节骨融合术。

【并发症】

1. 骨折不愈合：造成踩关节不稳定者，可手术治疗。

2. 畸形愈合：距骨有移位者，应早行手术矫正骨折畸形。

3. 创伤性关节炎：可行保守治疗，症状严重时，行踝关节融合术。

4. 下肢腓骨骨性融合：一般功能影响不大，无须手术治疗。

5. 腓骨肌腱滑脱：行手术治疗。

6. 距骨不稳：多由外踝韧带损伤治疗不当引起，需重建外踝韧带。

7. Sudeck 骨萎缩：一般经数周或数月后症状缓解。

距骨骨折

【分类】

1. 距骨颈骨折，分为三型：

Ⅰ型：距骨颈骨折，骨折线垂直，断端无移位。

Ⅱ型：距骨颈移位，距下关节脱位。

Ⅲ型：距骨于踝穴及距下关节脱位。

2. 距骨体骨折：多由暴力直接冲击所致，根据骨折类型可进一步分为：

（1）无移位的距骨体骨折。

（2）距骨体骨折伴移位。

（3）距骨体粉碎性骨折。

3. 距骨头骨折：常为粉碎性。

4. 距骨后突骨折：多为小块骨折。

5. 距骨骨软骨骨折：由扭转或撞击暴力造成，多为小片状骨折。

【诊断】

足部肿胀、疼痛，足不能负重，X 线片可见骨折和脱位情况。

【治疗】

1. 对无移位的骨折，可用小腿石膏固定。

2. 骨折伴脱位，可先试行闭合复位、石膏外固定。若徒手复位不成功，可行跟骨牵引。

3. 距骨体粉碎性骨折很难复位和取得满意疗效。早期可加压包扎，石膏固定4周，然后根据不同情况选择手术治疗。

4. 距骨骨软骨片状骨折：如骨折片小且无移位，可用小腿石膏固定；如骨折片大且有移位，可切除或复位以细克氏针固定。

5. 距骨体缺血性坏死易形成骨关节炎，不能负重，可行足关节或四关节融合术。

跟骨骨折

【诊断】

患者有足跟着地外伤史，足跟肿胀、压痛，可通过X线正、侧位片及轴位片来确定损伤类型。

【分类及治疗】

（一）不波及跟距关节面的骨折

1. 跟骨结节纵行骨折：很少移位，一般不必处理。如骨折

移位较大，可行跟骨结节牵引复位、石膏固定或手术复位以克氏针固定，外用石膏固定4周。

2. 跟骨结节横行骨折：亦称“鸟嘴”形骨折。移位不多，可用小腿石膏固定。如骨折移位且有旋转及严重倾斜应手术复位。

3. 跟骨前结节骨折：骨折移位少，短腿石膏固定4~6周即可。

4. 载距突骨折：一般移位不多，用短石膏固定4~6周。

5. 接近跟距关节的骨折：如骨折明显移位，可行手法复位。如手法整复不满意，可行牵引复位。

（二）波及跟距关节的跟骨骨折

1. 外侧跟距关节塌陷骨折：移位不明显，可用石膏固定 4–6 周。如关节面塌陷严重，需切开复位。

2. 全部跟距关节塌陷骨折：对年龄较大，骨折移位不多，可采用加压包扎。对移位明显者，可行跟骨牵引，同时纠正跟骨侧方移位。

【跟骨骨折的后遗症】

1. 距下关节痛：可行跟距关节固定术或三关节融合术。

2. 腓骨长肌腱鞘炎：可行局部封闭，症状严重可切除骨刺。

3. 跟骰关节炎：局部封闭，严重行三关节固定术。

4. 神经卡压：应手术松解。

跗舟骨骨折

跗舟骨骨折较少见，分三·类：

1. 舟骨结节骨折：根据伤后舟骨处肿胀、压痛及舟骨正位 X 线片可诊断，此病需与跗舟骨相鉴别。无移位的骨折，小腿石膏固定，患足跖屈内收内翻位 6~8 周。移位过大可行开复位，行克氏针内固定。

2. 舟骨背侧缘撕脱骨折：一般小腿石膏托制动 3~4 周即可，如持续疼痛，可切除碎片。

3. 舟骨体骨折：多由直接暴力和挤压暴力所致，通过正、侧位片显示骨折类型。

对无移位骨折，可小腿石膏固定。对移位骨折，需切开复位、克氏针固定。如关节面损伤严重，应行关节融合术，最好融合舟楔关节，以免距舟关节融合后，影响跟距关节活动。舟骨体骨折后，可能发生舟骨缺血性坏死，症状明显可行关节融合术。

跖骨骨折

跖骨骨折多由直接暴力引起。

1. 跖骨干骨折：根据外伤史、体征、症状及X线表现即可诊断。对无移位骨折，小腿石膏固定4~6周；对移位骨折，可行手法复位。如失败，可考虑切开复位克氏针内固定术。

2. 跖骨颈骨折：可行闭合复位，石膏外固定。严重者行切开复位克氏针内固定。陈旧骨折或骨折畸形愈合，可切除跖骨头。

3. 第5跖骨基底部骨折：又称Jones骨折，足斜位X线片可显示骨折。无移位Jones骨折，只需包扎固定2~3周。有移位骨折可手法复位，石膏固定，很少发生骨折不愈合。

4. 疲劳骨折：多见于第2、3跖骨干与颈相接部位。主诉前足疼痛，1~2周后疼痛加重。早期X线不易发现骨折线，2~3周后骨折线明显。症状不重时，无须特殊治疗。若症状明显，可用石膏托固定3~4周。

趾骨骨折

趾骨骨折多因重物砸伤或轧伤引起，第1趾近端骨折较常见，远端骨折为粉碎性。趾骨骨折一般无须特殊治疗，移动大者，手法复位，必要时开放复位，克氏针内固定。

第四节 脊柱、脊髓损伤脊髓损伤

【分类】

脊柱骨折或者无骨折脱位合并脊髓或马尾神经损伤是一种严重的并发症。根据损伤部位、程度及临床表现可分以下几类：

1. 完全性脊髓损伤：损伤节段以下感觉、运动均丧失。

2. 不完全性脊髓损伤

（1）中央脊髓损伤综合征。

（2）脊髓半切征。

（3）前脊髓综合征。

（4）后脊髓综合征。

（5）脊髓圆锥综合征。

（6）马尾综合征。

【诊断】

脊髓损伤的诊断应从以下几方面着手：与受伤机制相关的详细病史采集、全面的体格检查、神经功能的评估（确定截瘫的平面以及深浅感觉丧失的程度等）、影像学资料（X 线、CT、MRI 检查，明确损伤的位置及类型）。

【治疗】

1. 早期治疗：合适的固定，在搬运过程中避免加重脊髓损伤。

2. 药物治疗

（1）脱水药物：20%甘露醇。

（2）甲泼尼龙冲击疗法：按 30 mg/kg 体重的剂量 30 分钟内滴完，间隔

45分钟后，按5.4 mg/（kg·h）的剂量维持23小时。但目前仍有争议，部分学者认为伤后8小时内使用后患者神经功能改善更明显.，仍有部分学者认为对于急性非穿透性脊髓损伤的患者不应使用甲泼尼龙冲击疗法，疗效不确切的同时反而增加了伤口感染和消化道出血的风险。

（3）营养神经药物。

3. 手术治疗：整复脊柱骨折、脱位，使脊髓减压，对不稳定脊柱损伤立即行内固定，以防其移位压迫脊髓。

4. 康复治疗和功能锻炼：行电针、推拿、按摩、高压氧舱等促进神经功能恢复。

5. 积极预防及治疗并发症

（1）保持呼吸道通畅，防止肺部感染。定期翻身拍背，帮助咳痰、排痰，对高位截瘫呼吸肌无力者行气管切开，同时应用抗生素。

（2）防治泌尿系感染：截瘫者早期留置导尿管，定期更换导尿管并膀胱冲洗。

（3）防治压疮：每隔2~3小时翻身一次，骨隆起部用软垫或气垫保护，保持皮肤干燥。如发生压疮，注意防止感染。

（4）防治下肢深静脉血栓：可使用气压泵治疗，加强双下肢主动或被动功能锻炼。

寰枕脱位

寰枕脱位极为罕见，绝大多数患者立即死亡，幸存者都有极为严重的高位颈髓损伤征象。四肢瘫痪和呼吸困难是主要症状。

【治疗】

损伤初期，采用改善呼吸功能的措施，同时颈椎牵引复位、密切观察复位情况及全身状态变化，对复位后不稳定者可行枕颈融合，以达永久性稳定。

寰枢椎半脱位

寰枢椎半脱位多因创伤所致。

【临床表现】

典型症状为头颈部倾斜，并多有颈部疼痛、僵直，但脊髓压迫症状少见。

陈旧性半脱位除斜颈及颈部运动受限外，长期斜颈可使颈、面部发育不对称。

【诊断】

1. 明确的外伤史。

2. X 线张口位片可见枢椎齿状突与寰椎两侧块间距不对称，侧位 X 线片可显示齿状突与寰椎前弓之间距离的变化。

【治疗】

本病治疗包括牵引复位和固定。

枕颌带取正中位牵引，牵引重量成人 2. 5~3. 0 kg，儿童用 1. 5~2. 0 kg，一般 2~3 天可恢复，复查牵引位下颈椎张口位及侧位片了解复位情况，维持牵引 2 周，再头颈胸石膏固定 2~3 个月。

顽固性及陈旧性半脱位可行颅骨牵引，复位后考虑行寰枢融合术。

枢椎椎弓骨折（Hangman 骨折）

【临床表现】

1. 局部症状：枕颈部疼痛、压痛，头部活动受限，有时可为头颈倾斜。
2. 合并颌面部及颈部损伤，还可有颅脑伤，表现为暂时性昏迷。
3. 合并脊髓损伤，多为严重的四肢瘫痪和呼吸困难。

【诊断】

由于缺乏准确损伤史而易被忽视。只要患者主诉颈项疼痛和活动受限，需行进一步的检查。

X 线侧位片可显示枢椎椎弓根有无断裂及移位。

CT 及三维重建能清楚得显示骨折位置、移位情况、椎管内有无骨性压迫等。

MRI 明确椎间盘的损伤及脊髓有无受压及信号改变。

必要时行 CTA 检查了解椎动脉有无损伤。

【治疗】

1. 非手术治疗：无移位或轻微移位的稳定型骨折，可采用枕颌带牵引 2~3 周再以头颈胸支具固定 2~3 个月。不稳定型骨折，初期采用颅骨牵引，为正中位，3 周后改用头颈胸支具固定，定期复查 X 线片及 CT 了解骨折愈合情况。

2. 手术治疗：对于复位不好、影响稳定的骨折考虑枕颈融合或 C_2、C_3 椎体间融合术。

齿状突骨折

【分型】

Ⅰ型：齿状突尖部斜行骨折或撕脱骨折。

Ⅱ型：齿状突与枢椎椎体连接处骨折。

Ⅲ型：骨折线波及枢椎椎体骨松质。

此外，每种骨折又可分为移位和无移位。

【临床表现】

1. 局部症状：颈项疼痛可伴有头颈运动特别是旋转运动受限。

2. 神经症状：早期症状轻微，个别严重者可有四肢瘫痪、呼吸困难、短期死亡。迟发性脊髓损伤多见，可包括痉挛性半瘫、四肢瘫痪等。

【诊断】

详尽准确损伤史和局部检查应考虑损伤可能。早期诊断十分重要，可行开口及侧位 X 线片，必要时可断层拍片。

清晰开口位片可显示齿状突骨折及骨折类型，侧位片可显示寰枢关节是否有脱位。

CT 三维重建及颈椎 MRI 检查可明确骨折类型、椎间盘及脊髓有无受压。

【治疗】

1. 非手术疗法：适用于各种类型骨折。包括牵引复位、持续牵引或外固定。

牵引方法：枕颌带牵引，头正中位，重量 3～4kg，持续 1～3 周。骨折复位，头颈胸支具固定 3~4 个月。

2. 手术治疗：主要适用于齿状突骨折不愈合或合并寰枢椎不稳定者。

手术方法分为前路空心螺钉内固定术和寰枢椎融合术，合并神经损害者，还需切除寰椎后弓减压。

低位颈椎骨折单纯楔形压缩骨折单纯楔形压缩骨折多发生于 C_4、C_5。

【诊断】

明确损伤史，局部出现疼痛、头颈运动功能障碍，头颈呈前倾僵直状态。有神经压迫者，会出现相应症状。X 线侧位片可显示椎体前部压缩骨折。MRI 检查可了解脊髓有无受压。

【治疗】

枕颌带牵引，颈椎略呈伸展位 20°~30°，牵引 3 周后，头颈胸支具固定 2~3 个月。若脊髓受压，根据具体情况可考虑行前路减压植骨融合内固定术。

垂直压缩骨折

【诊断】

明确损伤史、颈部疼痛和运动功能丧失，损伤脊椎的棘突和前方的椎体压痛明显。神经根受压或骨髓损伤时，可出现相应症状。

X 线正位片提示椎体压缩骨折，侧位片显示颈椎生理弯曲消失，椎体粉碎性骨折。CT 及三维重建可以明确骨折的类型，MRI 可明确脊髓有无受压。

【治疗】

此型损伤较严重，急症救治后可行颅骨牵引。椎管内骨折片很难复位，可在伤员全身状况允许的条件下，行手术治疗。采用颈前入路减压内固定，术后佩戴颈托或头颈胸支具 2~3 个月，直至植骨愈合。

椎板骨折

椎板骨折少见，多发生于颈椎退行性变的老年人。

【诊断】

颈椎过伸及外伤史。

X 线侧位片及 CT 横断面示椎板断裂。

【治疗】

枕颌带牵引。根据 CT 及 MRI 检查结果决定治疗方案，如骨折片进入椎管，可行颈后入路手术切除椎板减压术。

棘突骨折

C_6、C_7 及 T_1 棘突多见。

X 线侧位片显示棘突骨折，骨折线自上斜向下方，棘突向下方移位，并可与上位棘突分离。

【治疗】

有移位者，枕颌带牵引后颈托固定。无移位者，直接应用颈颌支具固定。

颈椎钩突骨折

颈椎钩突骨折是颈椎受侧屈暴力所致，通常合并脊髓损伤。

X 线前后位片可显示骨折片压缩现象，钩突骨折。断层片可显示骨折移位情况。

【治疗】

轻度骨折用颈托固定。移位者先用枕颌带牵引，复位后头颈胸支具固定。

胸、腰椎骨折

【分类】

1. 椎体单纯压缩骨折：由屈曲暴力造成，其他部位没有骨折。

2. 椎体粉碎压缩骨折：椎体压碎后变宽变扁，可压迫脊髓，发生不完全性或完全性截瘫。

3. 椎骨骨折脱位：出现自后向前强大暴力时，脊柱强烈屈曲，同时使上段椎骨向前移位。椎间关节突完全脱位时，可形成关节突交锁、椎管连续性被破坏，常严重损伤脊髓。

4. 附件骨折：常与椎体压缩骨折合并发生，如关节突骨折、椎间小关节脱位，椎弓根骨折等。椎弓峡部骨折多见于下部腰椎，横突骨折以 L_2 较常见。

此外，根据骨折的稳定性，可分为稳定型和不稳定型骨折。稳定型骨折：单纯压缩骨折，椎体压缩量超过原高度 1/3 者和 $L_4 \sim L_5$ 以上单纯附件骨折。

不稳定型骨折：椎体压缩 1/3 以上的单纯压缩性骨折、粉碎压缩骨折、骨折脱位及 $L_4 \sim L_5$ 椎板、关节突骨折。

【诊断】

根据严重的外伤史、局部疼痛、不能起立、翻身困难、胸腰椎常有后突畸形，应考虑胸腰椎骨折，同时检查有无脊髓损伤。

X 线摄片、CT 及 MRI 检查可明确诊断，并确定损伤的部位、类型和移位情况。

【治疗】

1. 若有其他严重复合伤，应积极治疗，抢救伤员生命。

2. 胸腰椎骨折处理

（1）屈曲型损伤

1）稳定型脊柱骨折：①椎体单纯压缩骨折不到 1/3 者，可仰卧于硬板床上，于脊柱过伸位。1~2 天后即逐渐进行背伸锻炼，6~8 周配戴围腰下地活动。一般不用支具。②横突骨折：常有腹膜后血肿，早期应卧床休息，对症治疗。③腰椎关节突骨折：可用腰椎支具固定。但易发生骨折不愈合，最好早期采用脊柱融合术。④椎弓骨折：L_3 以上椎弓根骨折，因多较稳定，可行功能治疗。如骨折不愈引起腰痛时，可考虑行脊柱融合术。对 L_3 以下的椎弓根骨折，可行支具固定或后路脊柱融合内固定术。采用横突间融合术疗效更佳。

2）脊柱不稳定型损伤：①行逐步后伸治疗：患者平卧硬板床上，逐步后伸复位，通过 1~2 周时间，骨折可达到一定复位。②对骨折合并关节脱位或关节绞锁时，可在全麻下行切开复位植骨融合内固定术。

（2）过伸型损伤：应避免脊柱后凸，可卧床治疗或以支具固定。

骶骨骨折

骶骨骨折多由直接暴力所致，多为横形骨折。

【诊断】

骶部疼痛，局部肿胀、淤血、压痛明显，肛指检查骶骨明显触痛。骨折损伤神经时，可出现神经症状。

X 线片、CT 及 MRI 检查可明确有无骶骨骨折及骨折部位、形态及移位程度。

【治疗】

无移位骶骨骨折，仅需卧床休息 3~4 周。有移位者应局麻下示指入肛门推挤远端骨折片进行复位，卧床休息 4~5 周。

尾骨骨折

【诊断】

尾骨骨折多由直接暴力引起，局部明显疼痛、压痛，肛指检明显触痛。

X 线及 CT 可检查是否有骨折及移位情况。

无移位或轻度移位骨折，卧床 3~4 周。骨折移位明显，肛指复位。少数骨折非手术疗法无效时可行尾骨切除术。

第五节　骨盆损伤

骨盆骨折

【分类】

（一）稳定型骨折

1. 骨盆环前侧耻骨支或坐骨支骨折。
2. 撕脱骨折：髂前上棘、髂前下棘、坐骨结节处肌肉强力收缩，发生撕脱骨折。

3. 髂骨翼裂隙骨折。

（二）不稳定型骨折

1. 骶髂关节脱位。

2. 骶髂关节韧带损伤。

3. 髂骨翼后部直线骨折。

4. 骶孔直线骨折。

（三）骶骨骨折见前述。

【诊断】

有明确外伤史，局部肿胀、疼痛，可有皮下瘀斑，骨盆挤压分离试验阳性。骶髂关节脱位时，双侧髂后上棘不对称。

骨盆正位 X 线检查是首选，可对 90%的病例做出准确诊断。必要时可行骨盆斜位拍片。CT 检查是金标准，但不是急诊评估的方法，可在患者情况稳定后进行。

此外，还需对骨折并发症，如休克、直肠肛管损伤等做出诊断。

【治疗】

骨盆骨折治疗原则是首先救治危及生命的内脏损伤及出血性休克等并发症，其次才是骨盆骨折本身。

（一）骨盆骨折并发症的治疗

1. 出血性休克：一般应输血治疗，快速输血一定数量后血压仍不能维持者可先结扎髂内动脉，同时继续输血。此时，仍不能稳定血压者，再找出血处止血，也可行血管造影和血管栓塞。

2. 膀胱破裂及尿道损伤：膀胱破裂应手术治疗。尿道部分撕裂可保留导尿管，然后定期扩张尿道，可防止尿道狭窄。

3. 神经损伤：先保守治疗，无效者可手术探查。

4. 直肠肛管损伤：可给予彻底清创，缝合修补，局部引流，合理使用抗生素。

5. 女性骨盆骨折合并生殖道损伤：应及时修补破裂阴道。

（二）骨盆骨折本身的治疗

1. 稳定型骨折：一般不需整复，可卧床休息、止痛治疗。

2. 不稳定型骨折：可行手法复位或牵引复位，持续牵引外固定法。牵引重量要大，以占体重 1/7～1/5 为宜，6 个月之内不应减重，牵引应不少于 8 周。对于耻骨联合不稳定、髂骨翼、骶髂关节不稳定、经骶骨的不稳定也可考虑行内固定治疗。

髋臼骨折

【分类】

按骨折发生部位分类如下：

1. 前柱骨折髂耻线中断或错位，股骨头中心脱位。

2. 前壁骨折：髋臼前壁与前缘大块骨折，包括关节软骨向前、向内脱位。

3. 后柱骨折：髂坐线中断或错位，股骨头中心脱位，可伤及坐骨神经。

4. 后壁骨折：臼后壁及后缘大块骨折，有股骨头脱位。

5. 臼内壁横骨折：系髋臼骨折中最多见的类型，为前后柱同时横断，股骨头可发生中心脱位。

此外，按 Letoumel 分型，还有 5 种复杂的髋臼骨折类型：

1. 后柱加后壁。

2. 横行加后壁。

3. T 形。

4. 前柱加后半横行。

5. 双柱。

脱位程度可分为三度：Ⅰ度为股骨头向中心轻微脱位。Ⅱ度为股骨头突入骨盆内壁。Ⅲ度股骨头大部或全部突入骨盆壁之内。

【诊断】

明确外伤史，髋部肿胀、疼痛，主动或被动活动髋关节受限。

X 线检查可确定骨折类型，CT 检查是诊断髋臼骨折的金标准。

【治疗】

1. 无明显骨折移位的低位前后柱骨折、骨折线未累及髋臼顶负重区的骨折、双柱骨折但头臼匹配尚可的各型骨折可行牵引治疗，一般牵引 3 个月。

2. Ⅱ度及Ⅲ度脱位的前柱、后柱及横骨折，应先尽早牵引，再根据 X 线显示骨折类型不同，选择手术治疗，手术应在伤后 1 周内进行。老年患者严重的骨质疏松是内固定术的禁忌，一般考虑行一期全髋置换术。

3. 常见的 5 种手术入路：后方的 Kocher-Langenbeck 入路；前方的髂腹股沟入路；前方的 Stoppa 入路；扩展的髂骨股骨入路；髋关节手术脱位 Berne 入路。

第六节　骨骺损伤

小儿骨关节损伤特点及预后

小儿骨骼由于在解剖结构、生物学及生物力学诸方面与成人有显著不同，因而骨关节损伤具有其明显的特殊性。主要表现在：

1. 损伤机制及损伤类型的特殊性：小儿骨骼生物力学强度不及成人，外伤后易发生骨折。同时，由于儿童骨关节组织弹性和韧性较强，因而具有更大的塑性变形能力，骨骼遭受损伤可发生皱折而不断裂。关节损伤、脱位及韧带断裂者少见。

2. 诊断上的特殊性：小儿骨骺具有不同的透X线性，诊断时应熟悉各部位骨骺出现和闭合的年龄，注意正常骺板的影像及形态，辨别骨骺损伤的特殊X线征象。由于正、侧位X线片只能反映骨骺损伤的二维结构。因此，有时需借助和结合斜位投照、断层摄影乃至CT检查以S示骨骺损伤的立体形态和三维结构，提高诊断的准确性。

3. 治疗上的特殊性：小儿骨骼骨膜较厚。生物学上更为活跃，成骨能力旺盛，骨折愈合更为迅速。再者，儿童骨骼有较强的塑形潜能，因此对小儿骨折复位的标准要比成人低。另一方面，由于小儿骨折时常伴骺板损伤，对损伤骨骺进行手法复位时，要求轻柔、准确，避免暴力和反复复位。手术治疗时，避免内固定器材穿过骺板，以防继发性损伤生长结构。

4. 预后方面的特殊性：小儿骨的关节端由关节软骨、骨骺、骺板和干骺端组成。骺板系介于骨骺与干骺端之间的软骨组织，具有活跃的分裂和增生能力，是小儿骨骼生长的结构基础。由于其生物力学强度较弱，骨骺损伤常波及骺板，使生长机构受损，严重时可造成骺板早闭，导致骨骼生长障碍，产生肢体缩短和畸形。

小儿骨骺损伤的分型、诊断及治疗原则

【分型】

骨骺损伤分类有多种，但目前常用 Salter-Harris 分型法即依据骨骺损伤机制、骨折线与骺板细胞生长的关系及预后分为五型：

Ⅰ型：单纯的骨骺分离，即骨骺和骺板成熟层与干骺端分离。软骨生长滞留在骨骺一侧，X 线检查看不到骨折线，仅表现为骨骺中心移位。此型如不影响进入骨骺的血管，则预后良好，反之预后较差。

Ⅱ型：骨折线先通过骺板成熟层，分离后再折向干骺端。X 线表现为骨骺分离加干骺端骨折，此型骨骺血运完整，预后较好。

Ⅲ型：骨折线从关节面开始经骨骺进入骺板成熟层达骺板边缘，属关节内骨折。X 线表现为关节内骨折加骨骺分离，此型一般不影响骨骼发育。

Ⅳ型：骨折线从关节面开始贯穿骨骺、骺板和干骺端，亦属关节内骨折，常需切开复位加内固定。

Ⅴ型：由于严重的纵向暴力挤压使骺板软骨细胞压缩严重受损。早期 X 线检查无阳性影像，常常导致骺板早闭，生长停止，预后差。

【诊断】

骨骺损伤是儿童常见的损伤，其诊断依据：

1. 小儿关节部位外伤后肿胀、疼痛、淤血、活动受限，尤其是骨骺处有明显压痛。

2. 影像学检查：包括常规正、侧位 X 线片。必要时，加照斜位或借助断层、CT 平扫。

3. 必要时进行定期复查、追踪观察。

【治疗原则】

恢复关节、骨骺、骺板和干骺端正常的解剖关系，是防止日后肢体畸形产生和骨骺生长障碍的必要条件。因此，骨骺损伤的复位和固定较其他部位的骨折要求更高。治疗原则包括：

1. 及时治疗：骨骺损伤后修复较快，损伤时间越长，复位越困难，暴力下复位或切开复位有可能损伤骺板血运或导致骨桥形成。

2. 准确复位：尽可能达到解剖复位，避免畸形发生。

3. 恰当的治疗方法：Ⅰ、Ⅱ型损伤采用手法复位加外固定治疗。Ⅲ、Ⅳ型系关节骨折则以切开复位加内固定为主要治疗手段。

4. 手法复位的原则：操作尽量轻柔，切忌纵向挤压、旋转、撬拨骨骺及骺板。

5. 手术操作的要求：尽量少剥离骨骺周围软组织，以避免损伤骨骺血运，尽可能避免内固定器材穿过骺板，必要时以采用光滑的细克氏针为宜。

6. 后遗畸形的矫正：成角畸形可行截骨术，肢体缩短畸形可采用肢体均衡术等。

肱骨上端骨骺分离

肱骨上端骨骺由肱骨头、肱骨大结节、肱骨小结节三个继发骨化中心组成，分别在出生后2~3个月、6~18个月和3岁左右出现。5~8岁三者融合合成肱骨上端骨骺，20岁左右与干骺端连接。

【分类】

1. 按骨折形态分为五型（见前述），肱骨上端骨骺损伤多为Ⅱ型，少数为Ⅰ型，其他型少见。

2. 按骨折稳定程度分为稳定型和不稳定型。

3. 按损伤机制分为内收型、外展型和成角型。

【诊断】

1. 受伤机制多为间接暴力所致。

2. 局部肿胀淤血、活动功能丧失、压痛。同时，须检查患肢的血运、感觉、运动功能，明确有无合并肱动脉、臂丛损伤。

3. X线正、侧位片可明确骨折的类型及移位的程度，为选择治疗方法提供依据。

【治疗】

1. 无移位者或移位轻者无须整复期功能锻炼，以三角巾固定3周，早期功能锻炼。颈腕吊带、Velpeau躯干固定、U形或O形石膏、肩人字石膏也常用。

2. 有移位的稳定型骨折，可行闭合复位、超肩小夹板固定。

3. 移位显著的不稳定型损伤、手法复位失败或有软组织嵌入者，须行手术复位加内固定。

肱骨外上髁骨骺分离

肱骨外上髁（肱骨小头）骨骺二次骨化中心于1~2岁出现，14~17岁融合。由于外上髁骨骺全部被关节软骨所覆盖，滋养血管通过骺板边缘进入骨骺，损伤易伤及血管，使生长机构受损，如处理不当可造成不愈合、肘外翻畸形及迟发性尺神经炎。

【诊断】

1. 受伤机制：跌倒时上肢伸直、手部着地，内翻应力和外翻应力均可导致外髁骨折。

2. 肘关节外侧为主的局部肿胀、淤血、压痛、活动受限。

3. X线检查：从X线片视骨折移位程度分二：型：无移位型、侧方移位型（肱骨小头骨化中心及干骺端骨折片外移，移位<2 mm）、旋转移位型（骨折块受伸肌牵拉向外、前旋转移位>2 mm，干骺端骨折片位于骨片中心的外侧或下面）。诊断时需与肱骨远端骨骺分离进行鉴别。后者临床表现似肘关节后脱位，但肘后三角关系正常，X线片示尺、桡骨随肱骨外上髁干骺端骨折片一同移位，而肱桡关节关系正常，即桡骨纵轴线通过肱骨小头。

【治疗】

1. 无移位型：骨折移位<2 mm，屈肘90°，前臂旋前位石膏托固定3周。

2. 侧方移位型：肘关节伸直内翻，前臂旋后用拇指将骨折片向内挤压，屈肘90°，石膏托固定4~6周。手法复位失败者，需行切开复位并用两枚细克氏针交叉固定。

3. 旋转移位型：移位>2 mm，手术复位尽可能保留骨片上的软组织，以免骨骺发生缺血坏死，用细克氏针固定。

4. 陈旧性肱骨外上髁骨髁分离：常常造成骨折不愈合、肘外迟发性尺神经炎，一般均需手术治疗。

肱骨内髁骨骺分离

肱骨内髁即肱骨滑车与尺骨鹰嘴构成关节，肱骨内髁骨骺系关节内骨骺，整个骨骺为关节软骨所覆盖。内侧骨骺9~13岁出现，14~16岁融合，外侧骨骺 1~2 岁出现，14~17 岁融合。滑车内外侧骨骺至 16~17 岁方可融合为一体。因损伤后均移位严重，所以多需要手术治疗。

【诊断】

1. 伤后局部肿痛、活动受限，注意有无合并尺神经损伤。

2. X 线片示滑车骨化中心旋转移位至肱骨远端之前内侧，肱骨内上髁亦不在正常部位，并带有肱骨远端之干骺端骨片。

【治疗】

1. 无移位属稳定型，仅石膏托固定 3~4 周。

2. 有旋转移位及陈旧性骨骺分离，手术切开复位加克氏针内固定。

肱骨内上髁骨骺分离

肱骨内上髁骨骺系关节外骨骺，7~9 岁出现，15~18 岁融合。因其生长不决定骨骼长轴生长，如生长机构受损不影响肢体的长度，但可合并尺神经受损。

【诊断】

1. 外伤后，由于前臂屈肌群猛烈收缩，将肱骨内上髁骨骺撕脱，骨折片向前下方移位。局部出现肿胀、淤血、压痛。

2. 依骨骺移位的程度分为四度

Ⅰ度：仅骨骺分离，无移位。

Ⅱ度：内上髁移位达肱尺关节水平，但肘关节正常，肘关节侧方稳定性好。

Ⅲ度：内上髁移位至肱尺关节内，肘关节呈侧方半脱位。

Ⅳ度：肘关节脱位合并内上髁骨骺分离。

3. Ⅲ、Ⅳ度损伤有时合并尺神经麻痹，多为骨折牵拉伤所致。

4. X线检查可明确移位的程度，但6岁前的儿童内上髁无骨化中心。诊断主要依靠临床。

【治疗】

1. Ⅰ、Ⅱ度损伤：经石膏托固定3周后，进行功能锻炼。

2. Ⅲ度损伤：因骨折片在关节内，应尽早复位，必要时手术治疗。

3. Ⅳ度损伤：行手法复位加石膏托固定。

4. Ⅲ、Ⅳ度陈旧性损伤：均需手术治疗。

桡骨头骨骺分离

桡骨上端骨化中心于3~5岁出现，桡骨头骨骺均为关节软骨所覆盖，滋养血管由骺板边缘进入骨骺。骨骺损伤后，可损伤生长机构，影响生长发育，并易发生坏死。

【诊断】

1. 受伤多为间接暴力，伤后肘外侧肿胀，桡骨头压痛，前臂旋转活动受限。

2. X线片示桡骨头骨骺分离，关节面倾斜为轻度，30°~60°为中度，>60°者为重度。

【治疗】

1. 手法复位：在肘内翻位，用拇指从前外下向后内上挤压桡骨头骨骺，复位后倾斜<30°即可行石膏托固定3周。

2. 切开复位：适合于倾斜程度>30°手法复位失败者或复位后有再移位倾向者。复位后用克氏针经肱骨外髁穿过骨骺固定于桡骨长轴，尾端露出皮外，石膏托固定3周。

3. Ⅳ度损伤：移位不明显可石膏托固定2周，早期功能锻

3. 超过10天陈旧性损伤，仅予外固定，晚期残留畸形可行矫形手术。

不论手法或手术治疗均要求达到良好复位。一则由于骨折邻近或波及踝关节，复位不良产生创伤性关节炎影响关节功能；再则，骨折移位越明显，形成骨桥横断面积也越大，对生长机制的影响也越严重，日后可造成生长障碍和畸形。因此，胫骨下端骨骺损伤要求尽可能达到解剖复位。

胫骨结节及胫骨上端骨骺分离

胫骨上端骨骼继发骨化中心出生时还存在，至20岁时才与干骺端融合。胫骨上端骨骺包括胚骨平台骨骺及胫骨结节骨骺，前者承受体重并维持胫骨在纵轴上的生长，后者受股四头肌腱的牵拉是关节外骨骺。

【诊断】

1. 受伤机制：膝关节侧方或前后方直接暴力可引起胫骨上端骨骺分离，股四头肌猛力收缩可引起胫骨结节骨骺损伤。

2. 临床表现：局部肿胀疼痛，膝关节活动功能障碍。骨骺严重移位压迫腘窝可能伤及胴窝部血管，应特别注意小腿的血运，防治骨筋膜室综合征。

3. X线片可明确骨折类型及移位的程度。

【治疗

1. Ⅰ、Ⅱ型损伤采用闭合复位加石膏托固定。

2. 不稳定型或骨折移位严重合并动脉损伤，Ⅲ、Ⅳ型损伤，需切开复位

加内固定。

3. 胫骨结节撕脱性骨折，如伸膝位能复位，则伸膝位大腿石膏托固定4周即可。如移位较大，可行切开复位加内固定。

股骨头骨骺分离

股骨头继发骨化中心在出生后1年内出现，17岁时与干骺端连接。由于该骨骺为关节内骨骺，滋养血管在骨骺分离时易被损伤，而圆韧带血管不足以供应整个股骨头骨骺，有可能导

致股骨头缺血性坏死。

【诊断】

1. 损伤机制：股骨头骨骺琴出生时近水平位，随着股骨上端的生长发育逐渐移行为斜位，股骨头骨骺向前、内、下方移位，持重时受到较大的剪力作用，故易遭受损伤。

2. 临床表现：髋部疼痛，局部压痛。髋关节功能丧失，患肢呈屈曲、内收、外旋和缩短畸形。

3. X线片示股骨头向上、外方移位，股骨头与股骨上端关系失常。

【治疗】

1. 外伤性股骨头骨骺分离类似成人股骨颈头下型骨折，处理方法相似即骨牵引闭合复位用多枚骨圆针固定。

2. 陈旧性股骨头骨骺滑脱者宜行切开复位内固定或粗隆间楔形推移截骨术。

股骨远端骨骺分离

股骨远端骨骺为全身最大的骨骺，出生时存在，17~20 岁与干骺端闭合。因骺板面积大，较为牢固，骨骺分离发生率低，但一旦发生，创伤都较严重。

【诊断】

1. 损伤多系严重间接暴力所致。

2. 临床表现明显，关节积血、肿胀、疼痛、活动障碍及畸形，并应注意有无合并腘窝部位神经、血管损伤。

3. X 线片可明确骨折类型及移位程度。

【治疗】

1. 手法复位外固定，适用于无明显移位者。

2. 切开复位加内固定，适用于移位明显、复位困难或合并神经血管损伤者。

桡神经损伤

【解剖】

桡神经起自臂丛后束所有的神经纤维 $C_5 \sim T_1$。

桡神经在腋窝位于腋动脉的后方和肩胛下肌、大圆肌、背阔肌的前方。斜向上肢后方走行，绕过肱骨后面的桡神经沟，到肱骨中部外侧，在肱骨中下 1/3 交界处穿过外侧肌间隔，并分为深支（运动支）与浅支（感觉支）。深支通过旋后肌绕过桡骨，进入前臂背侧，浅支沿肱桡肌下行到达腕背部。

桡神经在上臂支配肱二头肌、肘肌、肱桡肌、桡侧腕长伸肌和肱肌，深支在前臂支配除桡侧腕长伸肌外的前臂所有伸肌，浅支支配腕部、手背部桡侧及桡侧两个半手指皮肤的背侧感觉。

【诊断】

桡神经损伤多数是肱骨干骨折所引起，临床上产生垂腕、垂指、前臂旋前畸形，手部以虎口部皮肤麻木为其特征。若损伤部位在其发出分支之下，往往由于桡侧腕长伸肌功能代偿而不出现垂腕。

【治疗】

根据桡神经功能在2~3个月内是否恢复决定是否手术。根据需要，采用神经减压、松解或缝合术。如不能修复，则可采用前臂屈肌属肌腱转移术，以改善伸腕、指功能。

正中神经损伤

【解剖】

正中神经由臂丛内侧束、外侧束分支共同组成，位于腋动脉浅面。沿肱动脉外侧下行，在喙肱肌止点平面，转到动脉内侧。在肘部通过肱二头肌腱膜下，穿过旋前圆肌的肱骨头、尺骨头间，进入前臂，并沿前臂浅深二肌群间下行，腕部位于掌长肌与指浅屈肌间，通过腕横韧带进入手掌。正中神经在上臂无分支，在肘部有肌支支配旋前圆肌。在前臂支配除尺侧腕屈肌及环指、小指指深层肌外的所有屈肌。在手掌部支配拇外展肌、拇短屈肌、对掌肌及第一、二蚓状肌，并支配手掌桡侧三个半手指的感觉。

【诊断】

肱骨髁上骨折可引起正中神经损伤。在腕部，由于其较表浅，易被锐器伤及。在前臂上部受伤后，除旋前圆肌功能尚存外，其所支配的运动、感觉功能及自主神经功能完全丧失。在腕部受伤，则只有拇外展、对掌功能障碍。正中神经损伤后，由于鱼际萎缩，表现为“猿手”畸形。

【治疗】

早期手术缝合效果一般较好，但手内肌恢复差。如功能恢复不佳，可采用对掌肌成形术及其他肌腱转移术，改善屈拇、屈指、拇对掌功能。

尺神经损伤

【解剖】

起自臂丛内侧束，经腋窝时位于腋动、静脉之间及前臂内侧皮神经后。在上臂沿肱动脉内侧下行，穿内侧肌间隔，到达肘后肱骨内上裸与尺骨鹰嘴间的尺神经沟，穿尺侧屈腕肌肱骨头与尺骨头间进入前壁，沿尺侧屈腕肌与指深屈肌间下行，经腕尺管进入手掌，在此处发出浅、深两个终末支，浅支支配小指、环指一个半手指的手部皮肤感觉，深支支配小鱼际肌，全部骨间肌，第三、四蚓状肌，拇内收肌及拇外展肌深头。尺神经在上臂无分支，在肘关节处分出两个肌支分别支配尺侧腕屈肌及第四、第五指指深屈肌。

【诊断】

在肘部，直接外伤、骨折或肘关节脱位常合并尺神经损伤。在腕部，尺神经易受切割伤。尺神经受损后，呈环指、小指掌指关节过伸，指间关节屈曲为特征的“爪形手”，伴拇内收障碍，其他四指外展内收不能，并有手尺侧皮肤感觉缺失。

【治疗】

根据损伤情况做松解、减压或吻合术。尺神经支配的肌肉大部分为手内在肌，易萎缩变性而不易恢复功能，故修复效果差。在前臂下 1/3 段以远，尺神经感觉支、运动支已集中成束，宜采用束膜缝合术。如无恢复，可转移示指、小指固有伸肌及指浅屈肌代手内肌。

指神经损伤

【解剖及诊断】

手掌桡侧有五条感觉神经，起自正中神经，尺侧有两条感觉神经，起自尺神经。手掌还有两条运动神经，一为正中神经返支，支配鱼际肌；另一为尺神经深支，支配小鱼际肌。根据手部外伤史和感觉丧失的部位，可判断指神经损伤。

【治疗】

除手指末节外，均可进行指神经缝合，缝合效果好。若神经缺损大，可考虑行残指神经转移吻合或神经移植术。

坐骨神经损伤

【解剖】

坐骨神经由 $L_4 \sim L_5$ 和 $S_1 \sim S_3$ 神经根组成。由梨状肌下孔出盆，为臀大肌所覆盖。在股骨粗隆与坐骨结节间进入股后部，沿股二头肌和半腱肌、半膜肌之间下行至大腿下 1/3 处分为胫神经及腓总神经。

【诊断】

坐骨神经损伤多由股部或臀部火器伤引起，髋关节脱位和骨盆骨折亦可合并坐骨神经损伤。完全断裂时，膝以下肌肉全部瘫痪，但腘绳肌受影响不大。除小腿内侧及内踝处隐神经供给区外，膝以下感觉消失，并常有足底深溃疡。

【治疗】

应尽早手术探查。由于坐骨神经长，其支配的肌肉往往在神经再生到达该肌以前发生纤维化，故预后差。但对感觉及营养恢复意义较大，可防治足底营养性溃疡。

胫神经损伤

【解剖】

胫神经自坐骨神经分出后垂直下行，在腘窝中线经腓肠肌内、外侧头间进入小腿后部。胫神经分出肌支至腓肠肌、跖肌、比目鱼肌，皮支为腓肠内侧皮神经，与小隐静脉伴行。胫神经终支下行至跟腱与内踝间，通过屈肌支持带，分成足底内外侧神经。

【诊断】

胫神经损伤后导致足不能内翻、跖屈，出现仰趾外翻畸形。足内肌瘫痪则出现弓状足、爪状趾畸形。感觉丧失区为小腿后外侧、足跟及各趾的跖侧、背侧，称拖鞋式麻痹区，足底常有溃疡。

【治疗】

根据需要行神经减压、松解术或缝合术，一般效果较好，对足底感觉的恢复有很重要的意义。

腓总神经损伤

【解剖】

自坐骨神经分出后，斜向外下沿股二头肌内侧达股二头肌肌腱与腓肠肌外侧头间，经腓骨长肌深面绕腓骨颈，分为腓深神经、腓浅神经，支配腓骨长短肌、胫前肌、拇长伸肌、趾长伸肌、拇短伸肌、趾短伸肌及小腿外侧和足背皮肤的感觉。

【诊断】

腓骨小头或腓骨颈骨折可伤及腓总神经，石膏、夹板在此处也易压伤腓总神经。腓总神经受损后，出现患足下垂、小腿外侧和足背感觉消失。

【治疗】

注意预防。上石膏或夹板前在腓骨头后加衬垫。损伤后根据病情采取神经减压、松解或缝合术，效果较好。如无恢复，可转移胫后肌纠正足下垂。

腕管综合征

【解剖】

腕管是一个骨-韧带隧道，底面和两侧由腕骨组成，腕横韧带横跨其上。腕管内通过的有拇长屈肌腱及四个手指的指浅、深屈肌腱以及正中神经及其伴行动脉。正中神经位于腕横韧带与肌腱间，任何导致腕管狭窄的因素均可使正中神经受压，常见的有滑膜炎、肌腱炎、腕横韧带肥厚、腕管内肿瘤或囊肿等。

【诊断】

腕管综合征表现为正中神经被卡压的症状。手部正中神经分布区感觉障碍、疼痛为主要症状，夜间加重，活动后缓解。鱼际萎缩、拇指无力亦可出现。Phalen 试验阳性，即极度屈腕并用力握拳 1 分钟，手部麻木感加重，Tinel 征阳性。轻叩腕部正中神经部位，正中神经分布区有放射性疼痛。肌电图检查常发现正中神经的感觉神经传导速度减慢，运动神经亦偶有传导时间延长。

【治疗】

1. 非手术疗法：休息腕部或用夹板、石膏固定腕关节背伸位 1～2 周。腕管内注射泼尼松龙亦有一定的疗效。

2. 手术疗法：非手术疗法无效者，可做腕横韧带切断术。

肘管综合征

【病因】

1. 尺神经脱位：由于尺神经沟较浅，屈肘时尺神经滑出尺神经沟而位于皮下受压。

2. 肘外翻：在肘关节屈伸活动时尺神经受到牵拉、摩擦而致神经受压。

3. 其他：骨折造成的异常骨赘压迫尺神经。

【诊断】

临床表现为尺神经卡压症状：尺侧一个半手指的感觉障碍及以疼痛为主要症状，常于屈肘时更明显。尺神经沟内可触及变硬、滑动的尺神经。严重者有手内肌萎缩、瘫痪，甚至出现爪形手畸形。

【治疗】

无尺神经脱位或症状较轻者，需改变运动习惯，避免肘部尺侧受压。如有肘外翻畸形或尺神经损害症状明显者，应行手术治疗。松解神经周围粘连，切开增厚的神经外膜行神经松解，移位尺神经于肘前。

踝管综合征

【解剖】

踝管由屈肌支持带与跟骨共同构成，内含四个骨纤维性管，由前向后依次为胫骨后肌腱、趾长屈肌腱、胫后动脉、胫后静脉及胫神经、拇长屈肌腱。

踝管内多为疏松结缔组织，一般不易卡压胫神经，但当有肌腱等软组织感染、足外翻畸形、扁平足、踝管内肿瘤时，易导致症状出现。

【诊断】

临床表现为胫神经卡压症状。内踝酸痛、足底烧灼样疼痛或麻木为常见表现，踝内侧常有压痛及放射痛，肌力一般不受影响。

【治疗】

根据病因，选择治疗方案。如有感染者，行抗感染治疗，月中瘤者行肿瘤切除。若无明显病因者先行保守治疗，无效者可手术松解减压。

胸廓上口综合征

胸廓上口是指在第1肋骨所包围的胸廓出口处、臂丛和锁骨下血管受压所致的症候群。

【解剖及病因】

在胸廓出口处引起压迫的结构有颈肋、第1肋骨和锁骨构成骨性压迫，前斜角肌、中斜角肌、锁骨下肌、胸小肌构成的肌性压迫。

前斜角肌起自 $C_3 \sim C_6$ 颈椎横突前结节，止于第1肋锁骨下动脉沟前方的前斜角肌结节。中斜角肌起自所有颈椎横突后结节，止于第1肋上面锁骨下动脉沟的后方。前、中斜角肌与第1肋构成一个三角形间隙，锁骨下动脉和臂丛在前斜角肌之后，从此三角形间隙穿出进入锁骨下。

当有颈肋出现或前斜角肌痉挛或肥大时，可刺激臂丛，使前斜角肌明显收缩，第1肋提高，加重对臂丛的刺激，结果造成臂丛、锁骨下动脉的压迫症状。

【临床表现及诊断】

1. 神经受压症状：患者疼痛、麻木，向远侧放射，并伴手内肌瘫痪。前臂及手部尺侧感觉障碍。前斜角肌紧张试验可阳性，其检查方法为：头转向健侧，颈部过伸，同时将手向下牵拉，患肢麻痛加重并向远侧放射即为阳性。

2. 血管受压：部分病例有手发凉感觉。当高举双手时，患手变白、温度下降。桡动脉细弱或摸不到。Adson 试验阳性，端坐，双手置膝上，头向患侧，抬下颌，深吸气后屏气，此时检查桡动脉搏动减弱。

3. 局部表现：在锁骨上区可触及骨性隆起或前斜角肌紧张肥厚，并有局部压痛和向患肢放射痛。

4. X 线检查：可显示有无颈肋。

【治疗】

1. 非手术疗法：如症状较轻，可试行非手术疗法。悬吊上
肢，做耸肩活动，局部按摩，局部用普鲁卡因封闭。

2. 手术疗法：如非手术疗法无效，症状加重者可行手术切除颈肋或第 1 肋骨，切断前斜角肌，松解压迫。

第八节　四肢血管伤

【解剖】

（一）四肢动脉

1. 上肢的动脉主要分支：锁骨下动脉为上肢动脉的主干。

。2. 下肢的动脉：主要来自髂外动脉。

。

(二) 四肢静脉

1. 上肢静脉：分浅、深静脉两种，富有瓣膜。

2. 下肢静脉：分为深静脉和浅静脉。

【病理分型】

(一) 血管断裂

1. 完全断裂：四肢主要血管完全性断裂，多有大出血，故常伴休克。由于血管壁弹力组织与平滑肌作用，血管收缩并回缩促成血栓形成，导致管腔闭塞。动脉断裂还可导致肢体缺血，缺血程度取决于损伤的性质、范围与程度。侧支循环可减轻肢体缺血程度。

2. 部分断裂：动脉收缩使裂口扩大，不能自行闭合，常发生大出血，少数可形成假性动脉瘤或动静脉瘘。

(二) 血管痉挛

血管特别是动脉，当受到外界不同程度的刺激时，外膜中交感神经纤维过度兴奋，动脉壁平滑肌持续收缩导致痉挛。此时动脉呈细索状，血流受阻，远侧动脉搏动减弱或消失。血管痉挛常持续数小时或 24 小时以上，长时间血管痉挛后果与动脉完全断裂相同，可导致血管栓塞、血流中断，甚至造成肢体坏死。

(三) 血管挫伤

血管受挫伤后，可发生内膜和中层断裂分离，导致血管痉挛、血栓形成或致外伤性动脉瘤。因无外出血表现，血管挫伤易被忽视。若术中发现动脉饱胀感，失去正常色泽，触之较硬，无搏动或搏动微弱，这段动脉变细，出现循环阻塞，则应根据肢体循环情况及时手术切除损伤部分，做端端吻合术或自体静脉移植修复术。

（四）血管受压

膝部、肘部的血管在解剖上较固定并邻近关节，可因局部

骨折、血肿、异物等压迫血管，严重时可完全阻塞血管，引起血栓形成，致远端肢体坏死。

（五）假性动脉瘤

动脉部分破裂时，出血为局部张力受限，形成搏动性血肿。4~6 周后因机化而形成包裹，囊内壁为新生血管内膜所覆盖，形成假性动脉瘤。

（六）动静脉接

伴行的动、静脉同时部分受损，内腔直接交通所形成。肢体循环受影响，致远端循环差。

【诊断要点】

1. 出血：肢体主要血管断裂、破裂都有大量出血。开放性动脉出血多为喷射性或搏动性出血，闭合性动脉出血则因内出血而显著肿胀，偶尔形成张力性或搏动性大血肿。

2. 低血压及休克。

3. 肢体远端血供障碍：表现为肢体远端动脉搏动消失或微弱、皮肤苍白、皮温下降、毛细血管充盈时间延长、感觉和运动障碍。

4. 搏动性血肿。

5. 多普勒血流检测、动脉造影往往可显示动脉损伤，对难以确诊的病例

应早期手术探查。

【治疗】

四肢血管伤处理的目的，首先应及时止血、纠正休克、抢救生命，其次是伤口清创、处理血管损伤、恢复肢体循环、保全肢体，减少病残。

1. 急救止血：有加压包扎法、指压法、止血带法、钳夹止血法、血管结扎法，应根据不同情况进行选择。

2. 治疗休克和合并伤：在止血的同时，应输血、补液，恢复血容量，并迅速处理危及生命的合并伤。

3. 清创：应争取在伤后 6~8 小时内进行彻底清创，对血管挫伤或有栓塞者，应切除伤段，注意切除内膜分离部分至正常组织。

4. 血管结扎术：当肢体组织损伤广泛而严重、不能修复血管或修复后也不能保存肢体者，或病情危重、有多处重要脏器伤、不能耐受血管修复手术者，或缺乏必要的修复血管技术或输血血源者，或次要动脉损伤、结扎后不影响肢体血循环者，可行血管结扎术，采用双重结扎。

5. 血管的修复：用温热盐水纱布覆盖创面，以减少对血管的刺激，预防血管痉挛。在此前提下，对损伤血管进行修复，通常是切除损伤部分后行端端吻合。如缺损过大，可用自体静脉移植修复。对锐器伤不超过周径 1/2 的病例，可行局部缝合。

6. 正确处理血管伤的合并伤，如骨折、神经损伤。

7. 切开深筋膜：因骨折、血管损伤、软组织挫伤和感染等，静脉回流受阻，使下肢或上肢筋膜间隙内压力增加，肢体高度肿胀，肌肉、神经缺血，应早期切开减压。深筋膜切开术是处理四肢动脉伤中常用的辅助手术，切开深筋膜可使血管、神经和肌肉减压及引流，减少肢体和肌肉坏死的机会。

8. 术后处理：固定关节于半屈曲位 4 周，保持血管吻合口无张力，保持伤肢稍高于心脏平面。密切观察伤肢血运，看脉搏、颜色、温度等是否正常，防治感染，尽量避免使用抗凝血药物。

9. 正确处理血管伤的晚期并发症，如肢体缺血、假性动脉瘤和动脉静脉瘘。

第九节　四肢关节损伤

四肢关节脱位可分：

1. 关节损伤：为一种暂时性的半脱位，迅即自行复位病理为部分关节囊和韧带的轻度或严重断裂。

2. 半脱位：是关节面持久地、部分地失去正常关系，关节周围的韧带和关节囊有较重的或严重的断裂。

3. 脱位：关节面持久地、完全地失去正常关系，组成关节的骨端之一穿破关节囊，撕断关节一侧韧带，脱出关节外。

4. 骨折并脱位：是伴有关节内或外骨折的脱位。

关节脱位根据不同分类方法又可分为：新鲜脱位（3 周以内）、陈旧性脱位（3 周以上）、累发性脱位、闭合性脱位和开放性脱位以及创伤性脱位和病理性脱位。

由于各种关节脱位和损伤所累及的组织、损伤程度以及局部病理等各不相同，故治疗也不相同。但其总的原则就是，尽快恢复关节的正常骨骼关系，重视治疗关节囊、韧带等周围软组织损伤以及关节内、外骨与软骨的损伤，以达到早期恢复关节的正常功能。

肩关节脱位

一、肩关节前脱位

【病因】

肩关节多为跌倒后致伤，肩关节处于外展外旋位，肱骨头由前下方脱出肩盂。

【诊断】

1. 伤后肩关节主动活动丧失，被动活动受限，且伴有剧痛。

2. 肩部呈方肩畸形，上肢处于轻度外展位。触之三角肌下空虚，可在腋部或肩前方摸到肱骨头，Dugas 征阳性，还应注意有无并发的神经、血管损伤。

3. 肩关节正位、腋位或穿胸位 X 线平片可以明确脱位的部位，如盂下、喙突下或锁骨下等类型。

【治疗】

诊断一旦明确，应及早在麻醉下施行复位。

常用的闭合复位方法如下：

1. Kocher 法：患者仰卧，助手用宽布带绕过患者腋下向上牵引，术者握住肘部持续向下牵引，1~2 分钟后将肩外旋，再逐渐内收及内旋。如有肩部突然弹跳感，大多已复位。X 线拍片证实后，屈肘后上肢固定于胸壁，维持3 周。

2. Hippocrates 法：患者仰卧，术者以足掌用力蹬推腋部，同时双手握住腕部向下牵引。持续 1~2 分钟，外旋上肢并轻度内收。如肩部有弹跳感，多已复位。以三角巾悬吊或屈肘将上臂用绷带固定于胸壁 3 周。

【预后】

肩关节创伤性脱位复位后，严格固定 3 周。其后开始肩部活动，肩部功能大都可恢复正常。由于原始损伤的关系，可能有部分病例再发生脱位而成为习惯性脱位。

二、肩关节后脱位

【病因】

外力从肩前方直接作用于肱骨头或上肢极度内旋使肱骨头转向后方，突破关节囊使其向后脱位。

【诊断】

1. 肩关节疼痛，活动障碍，以外旋受限明显。
2. 肩前方空虚，可在肩后摸到肱骨头在肩盂后方。
3. 肩关节腋位 X 线片，显示肱骨头在肩盂后方。

【治疗】

患者侧卧位，患肢在上，术者牵引上肢逐渐外旋，助手从肩后向前推挤肱骨头即可复位。拍片证实后，上肢轻度后伸及外旋位固定 2~3 周。

【预后】

复位后严格固定 2~3 周，肩关节功能大都可恢复。陈旧性肩关节前脱位

肩关节脱位 3 周未能复位者，称为陈旧性肩关节脱位。

【病理】

1. 关节内及肱骨头周围有大量瘢痕组织形成，限制了肱骨头的活动而妨碍复位。

2. 关节软骨面退行变直至剥脱。

3. 关节囊、肌肉及韧带挛缩。

【治疗】

（一）闭合复位

1. 适应证：适于脱位时间在 1 个月左右的青年患者，骨质无明显疏松，肱骨头有一定活动范围。术前肩关节每日被动活动数次，持续 1~2 周。

2. 手法复位：麻醉后，患者仰卧，术者双手握患肢部向远端牵拉，同时做旋转摇摆动作，助手握住上臂近端向肩盂方向推挤。复位时多无明显弹跳感，复位后可固定 2 周。

（二）切开复位

1. 适应证：脱位时间较长、年轻患者、功能障碍明显或有神经、血管压迫症状者。

2. 手术方法：采用 Kocher 切口，显露并切除包绕肱骨头之瘢痕，清除肩盂内纤维组织复位肱骨头。如有再脱位趋势，可用钢钉穿过肱骨头固定在肩盂上 2~3 周后拔除。

（三）肩关节固定术

青壮年患者，如关节软骨已破坏或剥脱者应做关节固定术。切除关节软骨后，用一钢板将肱骨头及肩峰固定在功能位，术后用肩“人”字石膏固定

3个月。

(四) 功能疗法及肱骨头切除术

年龄较大、脱位时间较长的患者，肩部尚有部分活动功能时，可通过理疗及体疗改善功能。如有神经血管压迫症状时，可切除肱骨头以期解除症状。

三、陈旧性肩关节后脱位

此类损伤少见。切开复位采用后方人路甚为安全，术中可确定术后的位置，多在肩外旋位时固定。术后固定时间较长，需4~6周。

肩锁关节脱位

【病因】

肩锁关节脱位多为直接暴力引起，或跌倒从高处摔下，肩外侧着地所致。

【诊断】

1. 肩外侧疼痛，活动受限，特别是外展动作时。
2. 锁骨外端肿胀、隆起，用力向下按之可恢复，松手后又隆起。
3. 肩部正位X线平片可见锁骨外端上移，在半脱位时可不甚明显。

【治疗】

1. 老年人无论何种脱位均无须特殊治疗，颈腕吊带制动数日，即应开始肩、腕关节活动。

2. 闭合复位胶布固定：适于半脱位及全脱位者。屈肘后将上臂上推，同时向下按压锁骨可复位。锁骨外端及肘下各置棉垫一块，用胶布自背部向上经肩压住锁骨外端，在上肢前方向下绕过肘部，再经上臂后侧向上，从后向前再越过锁骨外端至胸前重叠 2～3 层。患肢前臂以颈腕吊带固定胸前，4 周后去掉胶布，开始活动。

3. 手术治疗：全脱位及有特殊要求者可考虑切开复位内固定。在锁骨外端做切口，剥离三角肌及斜方肌，复位后用 1～2 枚钢针经肩峰穿入锁骨，再将肩锁韧带修复，三角肌及斜方肌重叠缝合。

4. 陈旧性脱位：如无明显症状可不予特殊治疗，有疼痛及肩活动受限者，可考虑将锁骨外端切除。

胸锁关节脱位

【病因】

外伤性脱位多见，病理性脱位少见。

【诊断】

有外伤史，胸锁关节部肿胀、疼痛，与健侧对比较易发现。如后脱位者易压迫气管，出现呼吸困难等严重并发症。

【治疗】

1. 前脱位：肩外展牵引，同时由前向后按压锁骨即可复位，用前“8”字绷带固定。

2. 后脱位：外展过伸肩关节牵引复位，或用巾钳夹住锁骨向前牵引，如不成功应切开复位。

3. 陈旧性脱位如无症状，可不予治疗。

冈上肌腱炎

【病因】

1. 慢性损伤：肩外展时冈上肌腱与肩峰相摩擦，使局部反复创伤所致。

2. 肌腱退行性变：随着年龄增长，肌腱退行性变，甚至部分肌腱断裂、钙化。

【诊断】

1. 上臂外侧痛：尤其在外展60°~120°范围时明显。

2. 肩关节被动活动不受限，肩峰外下方有明显压痛。

3. 在压痛部位注入局麻药后症状可暂时消失。

【治疗】

1. 急性发作时应少活动，避免做肩外展、旋转活动及提取重物。

2. 超短波透热等可减轻症状。

3. 在压痛部位明显处局部封闭，可缓解症状。

4. 症状持久而治疗有效、对生活及工作有，显著影响者考虑行肩峰外侧部分切除术。

旋转腱袖断裂

【病因】

中年以上患者肌腱多有退变，轻微外伤即可导致破裂。如外展上臂抵挡重物下坠即可发生断裂。

【诊断】

1. 肩外侧痛，尤其在做外展活动时加重。

2. 肩活动受限，甚至不能主动外展肩到60°，但在被动上举后能主动维持此位置。上肢从上举位下放到90°时，则突然下落。

3. 肩峰下明显压痛，甚至凹陷。

4. 肩关节造影：可示造影剂经肩关节腔通过断裂的腱袖而进入肩峰下滑囊。

【治疗】

1. 不全断裂：将上肢置于外展架上3~4周，解除固定后练习肩部活动，症状多可解除。

2. 完全断裂：应手术治疗。缝合断裂肌腱后，肩外展60°位，轻度外旋固定在外展架上，4~5周后去除固定，开始功能练习。

肱二头肌断裂

【病因】

肱二头肌断裂多为间接暴力引起，常发生于中年以上体力劳动者。本病较少见。

【诊断】

患者感上臂突然剧烈疼痛，主动屈肘不能或力量弱，有时甚至可听到肌腱断裂的声音，此后感觉屈肘无力。

检查时可见上臂肿胀，有局限性压痛。主动屈肘不能或力量弱，触诊肱二头肌肌腹松软。主动用力屈肘时，如近端肌腱断裂，可见肱二头肌肌腹向远端移位。

有时肌腱由于慢性磨损逐渐断裂，可无明显外伤史，屈肘力量逐渐减弱。有时虽然肱二头肌腱完全断裂，由于肱肌、肱桡肌及旋前圆肌的作用，仍可保留一定的屈肘功能，因此有时易漏诊。

【治疗】

慢性肱二头肌断裂或老年患者，经适当功能锻炼，屈肘功能可得到一定改善，因此不一定需手术治疗。年轻急性损伤者，多需手术治疗。

肢二头肌腱长头断裂时，可将肌腱远端以适当的张力固定于喙突上，术后屈肘 90°固定 4~6 周。如断裂水平低，不能固定于喙突上时，可将肌腱远端固定于结节间沟或胸大肌止点处。

肱二头肌远端断裂，因对屈肘及前臂旋后功能影响较大，因此大都倾向于手术治疗，应尽可能将肌腱断端固定于桡骨结节。如不能固定时，可将断端固定于肱肌止点处。术后屈肘 70°位，前臂旋后位固定 4~6 周。

肘关节脱位

一、肘关节后脱位

【病因】

肘关节后脱位多见于外伤，偶见病理性脱位。

【诊断】

1. 有外伤史，如跌倒时手撑地等。

2. 肘关节多处于半伸直位，肘后饱满，肘前可摸到肱骨下端，肘后三角关系紊乱，主动及被动关节活动丧失。

3. 肘部正、侧位 X 线平片：可确定脱位的方向，移位程度及有无骨折。

【治疗】

1. 手法复位：麻醉后，伤者仰卧，两助手分别在上臂及腕部牵引。术者双手握住肘部，两手拇指在肘后向前下推挤鹰嘴，其余手指从肘前向后推压肱骨下端，渐屈肘即可复位。

2. 复位后处理：以长臂石膏后托将肘置于功能位固定 3 周，去除固定后练习屈肘活动，避免被动活动。

3. 预后：大多数患者在 3~4 个月内基本恢复功能。切忌关节被动牵拉、捏揉及提重物。

二、肘关节前脱位

【病因】

肘关节前脱位多由于外伤或跌倒时肘伸直而手掌撑地，身体及上臂、前臂纵轴旋转所致。

【诊断】

1. 脱位多在较重外伤时发生，伤后肘关节主动伸屈活动丧失。

2. 肘后空虚、肘后三角关系失常，可在肘前内或前外摸到尺骨鹰嘴，前臂可能旋前或旋后畸形。

3. 肘部侧位 X 线平片可见鹰嘴位于肘前方。

【治疗】

复位方式：应遵循从哪个方向脱出还从该方复位的原则进行。如鹰嘴从内向前脱出，复位则由前向内复位。

三、肘关节侧方脱位

【病因】

肘关节内侧脱位多由外伤时肘内翻应力所致，为肘外翻应力造成。

【诊断】

1. 有明显外伤史。
2. 肘部除有明显侧方移位畸形外，肘部功能明显障碍。
3. 肘部 X 线平片可确诊。

【治疗】

闭合复位易成功，以右肘外侧脱位为例。术者双手推肘部，两拇指由外向内按压桡骨头，其余手指由内侧向外侧推挤肱骨下端，复位时有弹跳感。复位后，功能位固定 3 周，其后主动练习肘关节伸屈活动，为 2～3 个月后可恢复正常。

参考文献

[1] 邱贵兴. 骨科［M］. 北京：中国医药科技出版社，2014.

[2] 王伟，梁津喜，杨明福. 骨科临床诊断与护理［M］. 长春：吉林科学技术出版社，2020.

[3] 杨君礼. 骨科诊疗图解［M］. 郑州：河南科学技术出版社，2019.

[4] 吉旭彬. 骨科疾病诊疗思维［M］. 北京：科学技术文献出版社，2019.

[5] 徐东. 骨科疾病临床诊疗［M］. 北京：科学技术文献出版社，2019.

[6] 王祥杰. 现代临床骨科疾病处置［M］. 北京：科学技术文献出版社，2018.

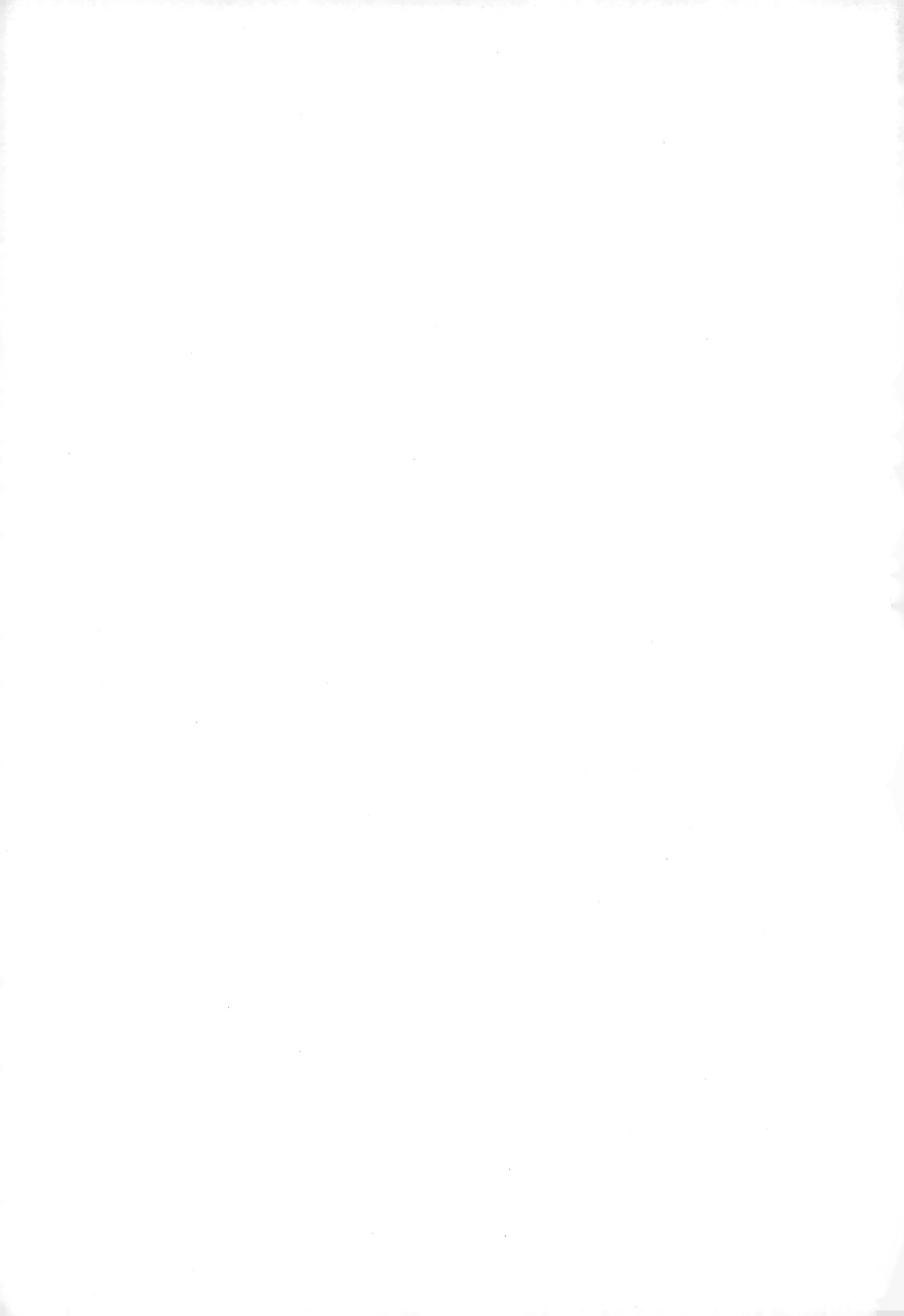